DAS GROßE
FETTLEBER KOCHBUCH

Mit 100 Rezepten inkl. Farbfotos. Gesundes Kochen für optimale Leberwerte! Inkl. 14 Tage Ernährungsplan

Inhaltsverzeichnis

Einleitung

Sehr geehrte Leserinnen und Leser, ich freue mich, Sie in diesem Kochbuch zum Thema Fettleber begrüßen zu dürfen. Die Prävalenz von Lebererkrankungen, insbesondere der Fettleber, nimmt weltweit stetig zu und stellt eine ernstzunehmende gesundheitliche Herausforderung dar. Eine bewusste Ernährung spielt dabei eine zentrale Rolle bei der Prävention und Unterstützung der Heilung.

Die Fettleber, auch als nicht-alkoholische Fettlebererkrankung (NAFLD) bekannt, resultiert oft aus einem ungesunden Lebensstil und Ernährungsgewohnheiten. Dieses Kochbuch wurde entwickelt, um Ihnen eine Vielzahl von schmackhaften und ernährungsphysiologisch ausgewogenen Rezepten zu bieten, die nicht nur Ihren Gaumen erfreuen, sondern auch dazu beitragen können, die Gesundheit Ihrer Leber zu fördern.

Wir werden gemeinsam einen Blick auf Zutaten und Zubereitungsmethoden werfen, die besonders leberfreundlich sind. Die Rezepte wurden sorgfältig ausgewählt, um die Bedürfnisse von Menschen mit Fettleber zu berücksichtigen, ohne dabei den Genuss und die Vielfalt in der Küche zu vernachlässigen.

Ganz gleich, ob Sie bereits mit einer Fettlebererkrankung konfrontiert sind oder präventiv handeln möchten, dieses Kochbuch soll Ihnen eine informative und kulinarische Reise bieten. Gesundes Kochen kann nicht nur dazu beitragen, die Lebergesundheit zu verbessern, sondern auch zu einem allgemein gesünderen Lebensstil beitragen.

Ich lade Sie ein, gemeinsam mit mir die Welt der leberfreundlichen Küche zu entdecken und durch schmackhafte Gerichte einen positiven Beitrag zu Ihrer Gesundheit zu leisten.

Was ist eine Fettleber?

Eine Fettleber, auch als Leberverfettung oder hepatische Steatose bekannt, ist eine Erkrankung, bei der sich Fett in den Leberzellen ansammelt. Ein gewisser Grad der Fettansammlung in der Leber ist normal, aber wenn der Fettgehalt einen bestimmten Punkt überschreitet, kann dies zu Gesundheitsproblemen führen.

Die Hauptursachen für eine Fettleber sind Alkoholkonsum und nicht-alkoholische Fettlebererkrankungen (NAFLD). Die nicht-alkoholische Fettlebererkrankung ist besonders verbreitet und wird oft mit Faktoren wie Fettleibigkeit, Typ-2-Diabetes, Insulinresistenz und hohem Cholesterinspiegel in Verbindung gebracht. Sie kann auch bei Menschen auftreten, die wenig oder keinen Alkohol konsumieren.

In den frühen Stadien verursacht eine Fettleber oft keine Symptome. Wenn jedoch große Mengen Fett in der Leber gespeichert werden, kann dies zu Entzündungen und fortschreitenden Leberschäden führen, was als nicht-alkoholische Steatohepatitis (NASH) bezeichnet wird. NASH kann zu Fibrose, Zirrhose und schließlich zu Leberversagen führen.

Die Diagnose einer Fettleber erfolgt oft durch Bluttests, Bildgebungstechniken wie Ultraschall oder MRT sowie in einigen Fällen durch eine Leberbiopsie. Die Behandlung konzentriert sich auf die Kontrolle der zugrunde liegenden Ursachen, wie zum Beispiel Gewichtsverlust, eine gesunde Ernährung und regelmäßige körperliche Aktivität. In fortgeschrittenen Stadien kann eine umfassendere medizinische Betreuung erforderlich sein. Es ist wichtig, eine Fettleber frühzeitig zu erkennen und zu behandeln, um schwerwiegende Komplikationen zu vermeiden.

Symptome eine Fettleber

In den frühen Stadien der Fettlebererkrankung verursacht sie oft keine spezifischen Symptome, und viele Menschen sind sich möglicherweise nicht bewusst, dass sie eine Fettleber haben. Wenn Symptome auftreten, können sie unspezifisch sein und mit verschiedenen anderen Gesundheitsproblemen in Verbindung stehen. Zu den möglichen Symptomen einer fortgeschrittenen Fettlebererkrankung, insbesondere wenn sich Entzündungen oder andere Komplikationen entwickeln, gehören:

- **Müdigkeit:** Personen mit Fettleber können sich müde und erschöpft fühlen.

- **Schwäche:** Allgemeine körperliche Schwäche kann auftreten.

- **Schmerzen im rechten Oberbauch:** Ein leichter bis mäßiger Schmerz oder Druck im rechten Oberbauch kann auf eine Fettleber hinweisen.

- **Gewichtsverlust:** In einigen Fällen kann ungewollter Gewichtsverlust auftreten.

- **Appetitlosigkeit:** Ein vermindertes Verlangen nach Nahrung kann ein Symptom sein.

Es ist wichtig zu betonen, dass diese Symptome nicht eindeutig auf eine Fettlebererkrankung hinweisen und auch bei anderen Gesundheitsproblemen auftreten können. Da die Fettleber in den frühen Stadien oft asymptomatisch ist, erfolgt die Diagnose in vielen Fällen eher zufällig bei Untersuchungen aus anderen Gründen.

Ursachen einer Fettleber

Es gibt verschiedene Ursachen für eine Fettleber, und sie können in zwei Hauptkategorien unterteilt werden: alkoholische und nicht-alkoholische Fettlebererkrankungen.

1. **Nicht-alkoholische Fettlebererkrankung:**

- **Fettleibigkeit:** Übergewicht, insbesondere wenn das Fett hauptsächlich im Bauchraum gespeichert ist, ist ein Hauptfaktor für die Entwicklung einer Fettleber.

- **Insulinresistenz und Typ-2-Diabetes:** Probleme mit der Insulinverarbeitung im Körper können zur Ansammlung von Fett in der Leber beitragen.

- **Hoher Blutdruck:** Ein hoher Blutdruck kann das Risiko für eine Fettleber erhöhen.

- **Hoher Cholesterinspiegel:** Erhöhte Blutfettwerte können ebenfalls eine Rolle spielen.

2. **Alkoholische Fettlebererkrankung:**

- **Alkoholkonsum:** Übermäßiger Alkoholkonsum ist eine häufige Ursache für Fettleber. Die Leber verarbeitet den Alkohol, und bei übermäßigem Konsum kann sich Fett in den Leberzellen ansammeln.

Es ist wichtig zu beachten, dass die nicht-alkoholische Fettlebererkrankung die häufigere Form ist. Sie betrifft Menschen, die wenig oder keinen Alkohol konsumieren. Risikofaktoren für die nicht-alkoholische Fettlebererkrankung sind neben den oben genannten auch genetische Veranlagung und das metabolische Syndrom.

3. **Andere Ursachen für eine Fettleber können sein:**

- **Bestimmte Medikamente:** Einige Medikamente können die Leber beeinflussen und zur Fetteinlagerung beitragen.

- **Rapid Weight Loss:** Schneller Gewichtsverlust, insbesondere wenn er nicht auf eine gesunde Weise erfolgt, kann zu einer Fettleber beitragen.

Lebensmittel, die man bevorzugen sollte

Bei einer Fettleber ist eine gesunde Ernährung von entscheidender Bedeutung, um die Lebergesundheit zu unterstützen und das Fortschreiten der Erkrankung zu verhindern. Hier sind einige Lebensmittel, die in einer fettleberfreundlichen Ernährung bevorzugt werden sollten:

1. **Fettarme Proteine:**

- Fisch (insbesondere fettreiche Sorten wie Lachs, Makrele und Hering)
- Geflügel (ohne Haut)
- Mageres Fleisch (z.B. mageres Rindfleisch oder Schweinefleisch)
- Tofu und andere pflanzliche Proteine

2. **Gesunde Fette:**

- Olivenöl
- Rapsöl
- Avocado
- Nüsse und Samen (in Maßen)

3. **Ballaststoffreiche Lebensmittel:**

- Vollkornprodukte (Vollkornbrot, Vollkornreis, Vollkornnudeln)
- Obst und Gemüse
- Hülsenfrüchte (Bohnen, Linsen, Kichererbsen)

4. **Antioxidantienreiche Lebensmittel:**

- Beeren (Heidelbeeren, Himbeeren, Erdbeeren)

- Dunkelgrünes Blattgemüse (Spinat, Grünkohl)

- Tomaten

- Zitrusfrüchte

5. **Lebensmittel mit Omega-3-Fettsäuren:**

- Chiasamen

- Leinsamen

- Walnüsse

6. **Wasser:**

- Ausreichende Flüssigkeitszufuhr, vorzugsweise durch Wasser, unterstützt die allgemeine Gesundheit und die Funktion der Leber.

Lebensmittel, die man vermeiden sollte

Um die Gesundheit der Leber zu schützen und insbesondere bei einer Fettlebererkrankung, sollten bestimmte Lebensmittel vermieden oder stark eingeschränkt werden. Hier sind einige Lebensmittel und Ernährungsgewohnheiten, die vermieden werden sollten:

1. **Gesättigte Fette und Transfette:**

- Verarbeitete Lebensmittel, frittierte Lebensmittel und Snacks können gesättigte Fette und Transfette enthalten, die vermieden werden sollten.

2. **Zucker und Süßigkeiten:**

- Zuckerhaltige Getränke, Süßigkeiten und zuckerreiche Lebensmittel können den Blutzuckerspiegel beeinflussen und sollten begrenzt werden.

3. **Weißmehlprodukte:**

- Weiße Brote, Gebäck und andere Lebensmittel, die raffiniertes Mehl enthalten, können vermieden werden. Stattdessen sollten Vollkornprodukte bevorzugt werden.

- Rotes Fleisch und Verarbeitetes Fleisch:

- Hoher Konsum von rotem Fleisch und verarbeitetem Fleisch (z.B. Wurst, Speck) sollte begrenzt werden.

4. **Alkohol:**

* Bei alkoholbedingter Fettlebererkrankung ist es wichtig, den Alkoholkonsum zu reduzieren oder ganz zu vermeiden.

5. **Zusatz von Salz:**

* Ein übermäßiger Salzkonsum kann den Blutdruck erhöhen und die Lebergesundheit beeinträchtigen.

6. **Künstliche Zusatzstoffe:**

* Lebensmittel mit vielen künstlichen Zusatzstoffen, Konservierungsmitteln und Farbstoffen sollten vermieden werden.

7. **Übermäßiger Koffeinkonsum:**

* Während mäßiger Kaffeekonsum in der Regel als unbedenklich gilt, sollte übermäßiger Koffeinkonsum vermieden werden.

8. **Schnell verdauliche Kohlenhydrate:**

* Lebensmittel mit hohem glykämischen Index, wie zuckerhaltige Getränke und Süßigkeiten, können vermieden werden.

9. **Übermäßiger Kalorienkonsum:**

* Ein Überschuss an Kalorien, der zu Gewichtszunahme führt, sollte vermieden werden, da Übergewicht ein Risikofaktor für eine Fettleber ist.

Übergang zu den Rezepten

Im nachfolgenden Rezeptteil finden Sie 100 Rezepte für leckere Speisen von Frühstück, Mittagessen, Suppen, Salate, Beilagen, Smoothies sowie einigen Desserts, die Sie bei der Dauerernährung bei einer Fettlebererkrankung unterstützen sollen. Bei den umfangreichen Rezepten sollte für jeden Geschmack etwas dabei sein, da auf eine abwechslungsreiche, aber auch geschmacksvolle Ernährung geachtet wurde.

Deswegen wünsche ich Ihnen viel Spaß beim Nachkochen und Ausprobieren der Rezepte und wünsche vorab schon einen guten Appetit!

Frühstücksrezepte

Beginnen Sie den Tag mit einem ausgewogenen Frühstück, das reich an Ballaststoffen, Proteinen und gesunden Fetten ist.

Chia Pudding mit Papaya

Fertig in
10 Minuten (plus mindestens
4 Stunden Kühlzeit)

Portionen
2 Portionen

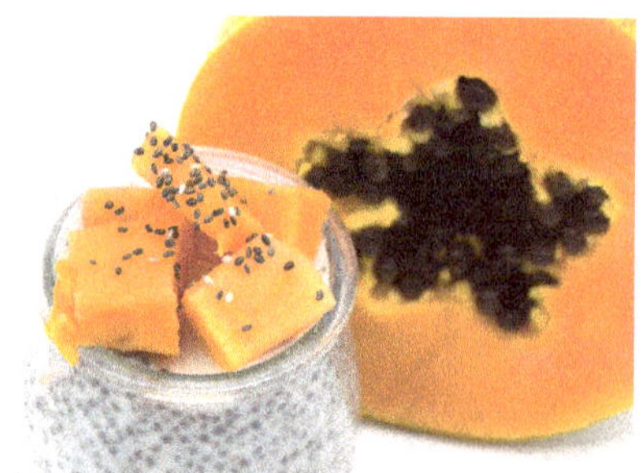

Nährwerte: Kalorien 250 kcal; Kohlenhydrate 24g; Protein 6g; Fett 15g

Zutaten:

- 4 EL Chiasamen
- 400 ml Kokosmilch
- 1 reife Papaya
- 2 EL Honig

Zubereitung:

1. Als erstes die Chiasamen und die Kokosmilch in einer Schüssel vermengen und gründlich umrühren, sicherstellen, dass keine Klumpen entstehen.

2. Danach die Mischung für mindestens 4 Stunden oder über Nacht im Kühlschrank quellen lassen und die Papaya schälen, entkernen und in kleine Würfel schneiden.

3. Nun den Chia Pudding auf zwei Gläser oder Schalen aufteilen und die gewürfelte Papaya darauf verteilen.

4. Als letztes mit dem Honig beträufeln und servieren. Guten Appetit!

Hüttenkäse Frühstück

Fertig in
5 Minuten

Portionen
2 Portionen

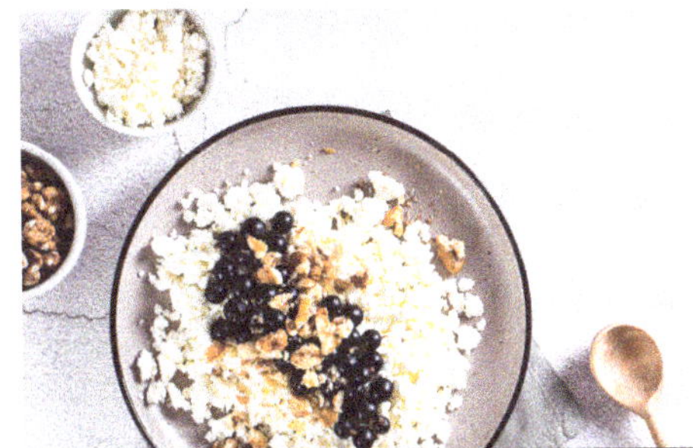

Nährwerte: Kalorien 180 kcal; Kohlenhydrate 15g; Protein 10g; Fett 9g

Zutaten:

- 250 g Hüttenkäse
- 50 g Walnüsse
- 100 g schwarze Johannisbeeren
- 2 EL Honig

Zubereitung:

1. Zu Beginn die Walnüsse grob hacken und die Johannisbeeren gründlich waschen.

2. Anschließend den Hüttenkäse auf zwei Teller oder Schalen verteilen.

3. Nachfolgend die gehackten Walnüsse und die schwarzen Johannisbeeren auf den Hüttenkäse streuen.

4. Abschließend mit Honig beträufeln und servieren. Guten Appetit!

Frühstücksquark

Fertig in
10 Minuten

Portionen
2 Portionen

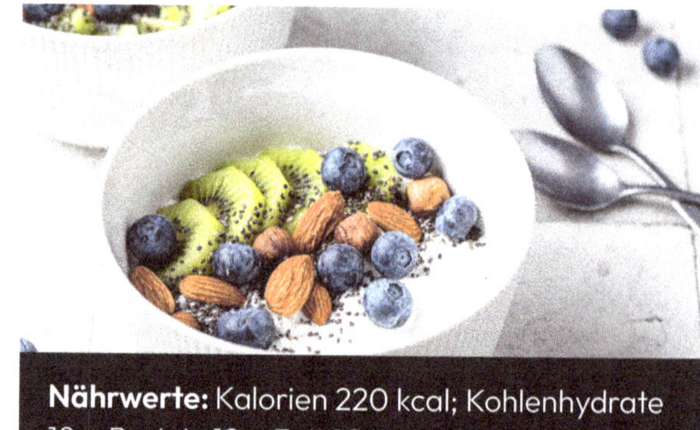

Nährwerte: Kalorien 220 kcal; Kohlenhydrate 18g; Protein 12g; Fett 10g

Zutaten:

- 250 g Magerquark
- 2 Kiwis
- 100 g Blaubeeren
- 30 g Mandeln
- 2 EL Honig
- 2 EL Chiasamen

Zubereitung:

1. Vorerst die Kiwis schälen und in dünne Scheiben schneiden und die Blaubeeren waschen.

2. Als nächstes den Magerquark auf zwei Teller oder Schalen verteilen.

3. Jetzt die geschnittenen Kiwis, Blaubeeren und Mandeln auf den Quark legen.

4. Schließlich mit Honig beträufeln und mit Chiasamen bestreuen und servieren. Guten Appetit!

Pfirsich Frischkäse Vollkornbrot

Fertig in
5 Minuten

Portionen
2 Portionen

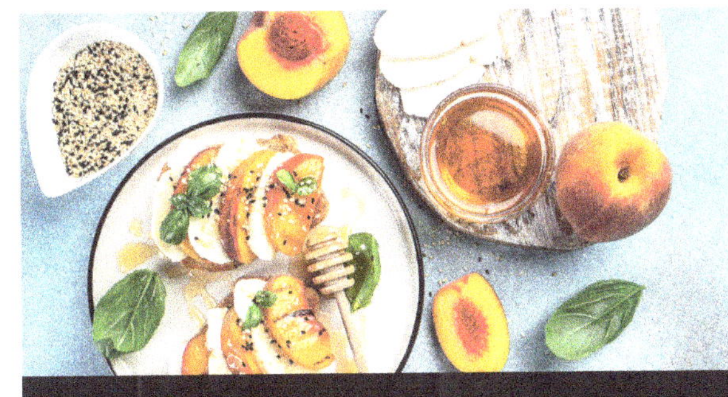

Nährwerte: Kalorien 280 kcal; Kohlenhydrate 30g; Protein 7g; Fett 15g

Zutaten:

- 4 Scheiben Vollkornbrot

- 100 g Frischkäse

- 2 reife Pfirsiche

- 2 EL Honig

- 1 EL Sesamsamen

- Ein paar Basilikumblätter

Zubereitung:

1. Zuerst die Pfirsiche in dünne Scheiben schneiden und die Vollkornbrotscheiben mit Frischkäse bestreichen.

2. Im nächsten Schritt die Pfirsichscheiben auf den Frischkäse legen.

3. Nachfolgend mit Honig beträufeln und Sesamsamen darüber streuen.

4. Zuletzt mit Basilikumblättern garnieren und servieren. Guten Appetit!

Pancakes mit Früchten

Fertig in
20 Minuten

Portionen
2 Portionen

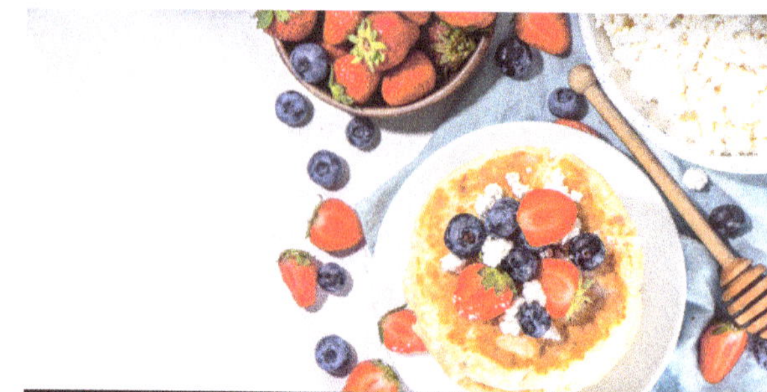

Nährwerte: Kalorien 320 kcal; Kohlenhydrate 45g; Protein 16g; Fett 8g

Zutaten:

- 200 g Hüttenkäse
- 2 Eier
- 50 g Haferflocken
- 1 TL Backpulver
- 100 g Erdbeeren
- 100 g Blaubeeren
- 2 EL Honig

Zubereitung:

1. Am Anfang den Hüttenkäse, die Eier, Haferflocken und Backpulver in einer Schüssel vermengen und zu einem Teig verrühren.

2. Anschließend eine Pfanne bei mittlerer Hitze erhitzen und etwas Öl hinzufügen.

3. Nun kleine Portionen des Teigs in die Pfanne geben und von beiden Seiten goldbraun backen.

4. Währenddessen die Erdbeeren und Blaubeeren waschen, putzen und in Scheiben schneiden.

5. Am Ende die fertigen Pancakes mit den geschnittenen Früchten garnieren und mit Honig beträufeln. Guten Appetit!

Leinöl Quark

Fertig in
5 Minuten

Portionen
2 Portionen

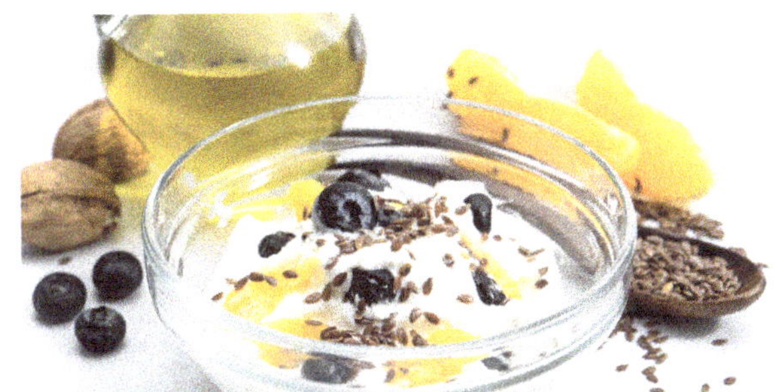

Nährwerte: Kalorien 240 kcal; Kohlenhydrate 18g; Protein 14g; Fett 12g

Zutaten:

- 400 g Magerquark
- 1 Orange
- 100 g Blaubeeren
- 30 g gehackte Walnüsse
- 2 EL Leinöl
- 2 EL Leinsamen
- 2 EL Honig
- Saft einer Zitrone

Zubereitung:

1. Im ersten Schritt die Orange schälen, in Scheiben schneiden und in kleine Stücke teilen.

2. Hiernach den Magerquark in zwei Schalen aufteilen und die geschnittenen Orangenstücke und Blaubeeren auf den Quark legen.

3. Im Anschluss die gehackten Walnüsse, Leinöl und Leinsamen darüber streuen.

4. Im letzten Schritt mit Honig und mit dem Zitronensaft beträufeln und servieren. Guten Appetit!

Zucchini Rührei

Fertig in
15 Minuten

Portionen
2 Portionen

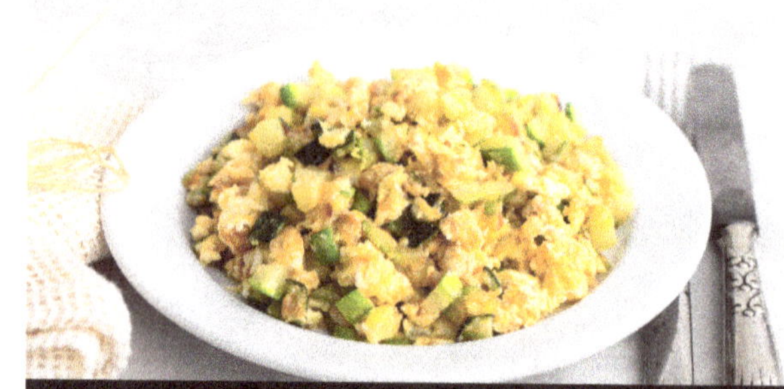

Nährwerte: Kalorien 180 kcal; Kohlenhydrate 6g; Protein 12g; Fett 12g

Zutaten:

- 4 Eier
- 1 mittelgroße Zucchini
- 2 EL Olivenöl
- Salz und Pfeffer

Zubereitung:

1. Vorab die Zucchini in kleine Würfel schneiden und das Olivenöl in einer Pfanne erhitzen.

2. Folglich die geschnittenen Zucchini darin anbraten, bis sie weich sind.

3. Jetzt die Eier in einer Schüssel verquirlen und über die Zucchini in der Pfanne gießen.

4. Bei mittlerer Hitze das Rührei langsam stocken lassen, dabei gelegentlich umrühren.

5. Letztlich mit Salz und Pfeffer würzen und dann das Zucchini Rührei auf zwei Teller verteilen und servieren. Guten Appetit!

Tomaten Auberginen Omelette

Fertig in
20 Minuten

Portionen
2 Portionen

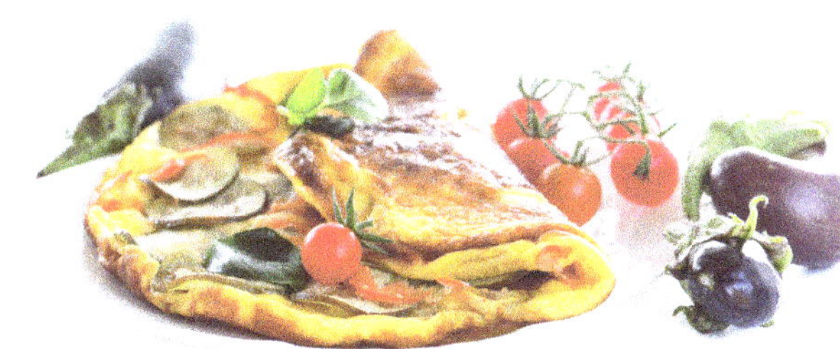

Nährwerte: Kalorien 220 kcal; Kohlenhydrate 8g; Protein 10g; Fett 16g

Zutaten:

- 4 Eier
- 1 Aubergine
- 2 Tomaten
- 2 EL Olivenöl
- Salz und Pfeffer

Zubereitung:

1. Anfangs die Aubergine in kleine Würfel schneiden und die Tomaten grob hacken.

2. Anschließend das Olivenöl in einer Pfanne erhitzen und die Auberginen darin anbraten, bis sie weich sind.

3. Nachfolgend die Eier in einer Schüssel verquirlen und über die Auberginen in der Pfanne gießen und die gehackten Tomaten hinzufügen.

4. Als nächstes bei mittlerer Hitze das Omelette stocken lassen, dabei gelegentlich umrühren und mit Salz und Pfeffer würzen.

5. Zum Schluss das Tomaten Auberginen Omelette in zwei Hälften teilen und auf Teller geben. Guten Appetit!

Hirse Porridge

Fertig in
15 Minuten

Portionen
2 Portionen

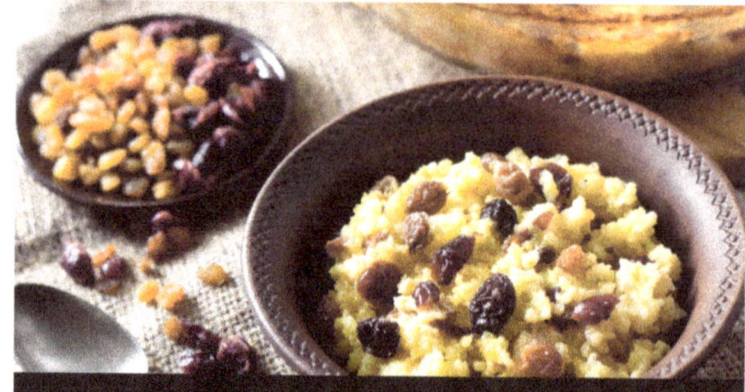

Nährwerte: Kalorien 250 kcal; Kohlenhydrate 45g; Protein 5g; Fett 6g

Zutaten:

- 1 Tasse Hirse
- 2 Tassen Wasser
- 50 g Rosinen
- 50 g getrocknete Cranberrys
- 2 EL Honig

Zubereitung:

1. Als erstes die Hirse gründlich abspülen und mit dem Wasser in einem Topf zum Kochen bringen.

2. Dann die Hitze reduzieren und die Hirse bei schwacher Hitze köcheln lassen, bis sie weich ist.

3. Im Anschluss die Rosinen und getrockneten Cranberrys unterrühren und mit Honig süßen und gut vermengen.

4. Als letztes das Hirse Porridge in Schalen füllen und servieren. Guten Appetit!

Zimt Kürbis Porridge

Fertig in
20 Minuten

Portionen
2 Portionen

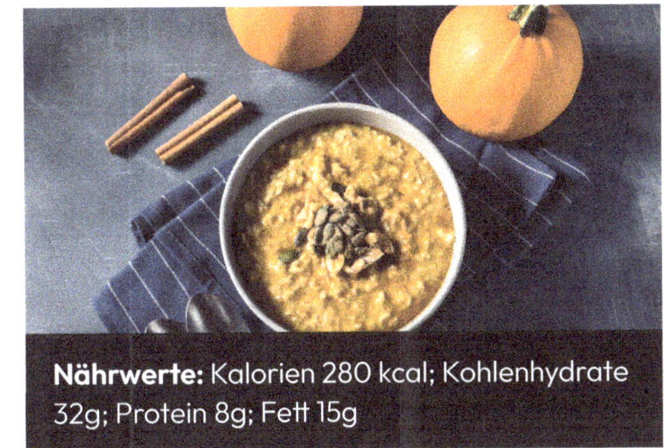

Nährwerte: Kalorien 280 kcal; Kohlenhydrate 32g; Protein 8g; Fett 15g

Zutaten:

- 1 Tasse Haferflocken
- 2 Tassen Wasser
- 1 Tasse Kürbispüree
- 1 TL Zimt
- 1 TL Kurkuma
- 2 EL Honig
- Eine Handvoll Kürbiskerne
- Eine Handvoll Walnüsse

Zubereitung:

1. Zu Beginn die Haferflocken, Kürbispüree, Zimt und Kurkuma in einem Topf vermengen.

2. Dann das Wasser hinzufügen und aufkochen lassen und die Hitze reduzieren und die Mischung köcheln lassen, bis sie die gewünschte Konsistenz erreicht hat.

3. Im nächsten Schritt den Honig unterrühren und das Zimt Kürbis Porridge auf zwei Schalen aufteilen.

4. Abschließend mit Kürbiskernen und Walnüssen bestreuen. Guten Appetit!

Apfel Zimt Quinoa Porridge

Fertig in
20 Minuten

Portionen
2 Portionen

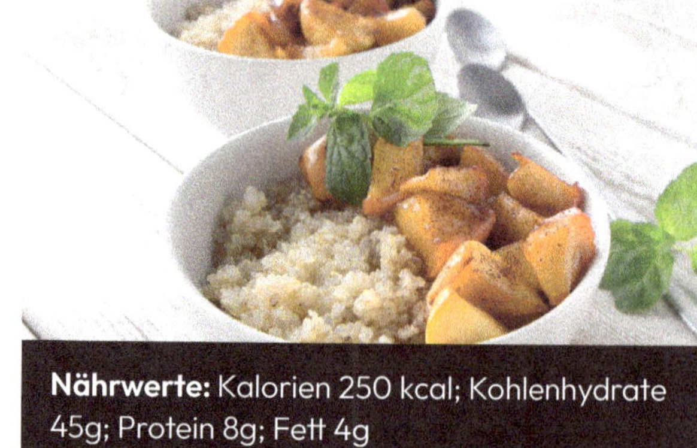

Nährwerte: Kalorien 250 kcal; Kohlenhydrate 45g; Protein 8g; Fett 4g

Zutaten:

- 1 Tasse Quinoa
- 2 Tassen Wasser
- 2 Äpfel
- 1 TL Zimt
- Einige Minzblätter zur Garnierung

Zubereitung:

1. Vorerst den Quinoa in einem Sieb gut abspülen und mit Wasser in einem Topf zum Kochen bringen.

2. Hiernach Hitze reduzieren und den Quinoa bei schwacher Hitze köcheln lassen, bis er weich ist und währenddessen die Äpfel waschen, entkernen und würfeln.

3. Nun die gewürfelten Äpfel und Zimt hinzufügen, gut umrühren und weiter köcheln lassen, bis die Äpfel weich sind.

4. Schließlich das Apfel Zimt Quinoa Porridge in Schalen füllen und mit Minzblättern garnieren. Guten Appetit!

Avocado Vollkornbrot

Fertig in
5 Minuten

Portionen
2 Portionen

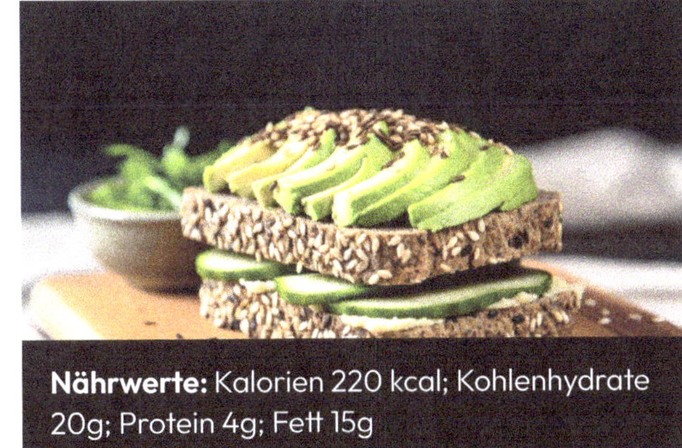

Nährwerte: Kalorien 220 kcal; Kohlenhydrate 20g; Protein 4g; Fett 15g

Zutaten:

- 4 Scheiben Vollkornbrot
- 1 reife Avocado
- 2 EL Olivenöl
- Saft einer Zitrone
- Salz und Pfeffer
- 1 EL Sesamsamen

Zubereitung:

1. Zuerst die Avocado halbieren, den Kern entfernen und das Fruchtfleisch herauslöffeln.

2. Anschließend das Fruchtfleisch in Scheiben schneiden und die Vollkornbrotscheiben leicht rösten.

3. Jetzt die Avocado Scheiben auf das geröstete Brot legen und mit Olivenöl beträufeln und Zitronensaft darüber auspressen.

4. Zuletzt mit Salz und Pfeffer würzen und mit Sesamsamen bestreuen und servieren. Guten Appetit!

Tomaten Rührei

Fertig in
15 Minuten

Portionen
2 Portionen

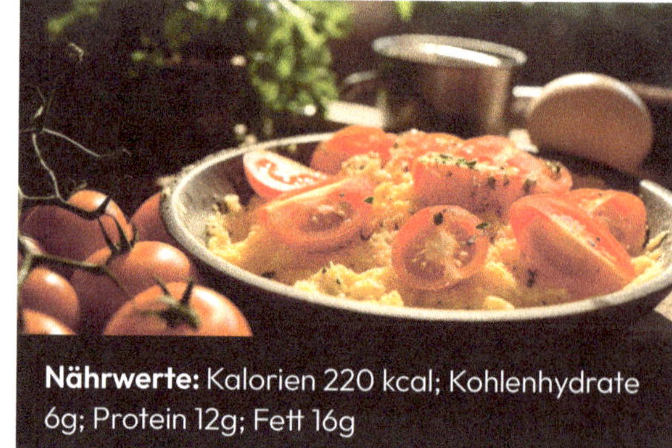

Nährwerte: Kalorien 220 kcal; Kohlenhydrate 6g; Protein 12g; Fett 16g

Zutaten:

- 4 Eier
- 2 Tomaten
- Einige Zweige frische Petersilie
- Salz und Pfeffer

Zubereitung:

1. Am Anfang die Tomaten in kleine Würfel schneiden und die Petersilie fein hacken und die Eier in einer Schüssel verquirlen.

2. Folglich eine Pfanne bei mittlerer Hitze erhitzen und die verquirlten Eier hineingeben.

3. Hiernach die geschnittenen Tomaten und gehackte Petersilie auf die Eier streuen und mit Salz und Pfeffer würzen.

4. Am Ende das Rührei vorsichtig umrühren und garen, bis es die gewünschte Konsistenz erreicht hat, dann auf Teller verteilen und servieren. Guten Appetit!

Apfel Amaranth Porridge

Fertig in
20 Minuten

Portionen
2 Portionen

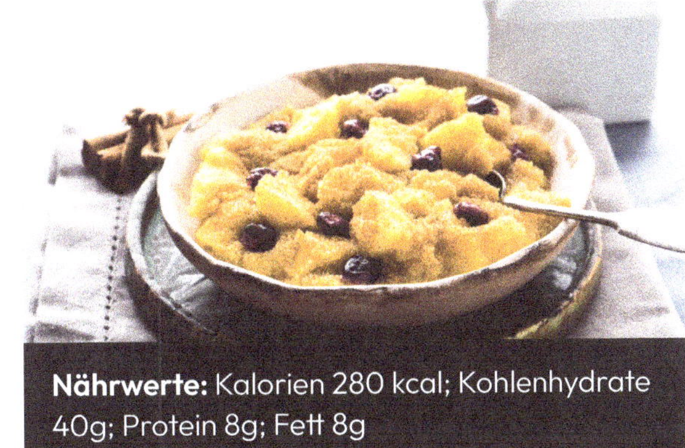

Nährwerte: Kalorien 280 kcal; Kohlenhydrate 40g; Protein 8g; Fett 8g

Zutaten:

- 1 Tasse Amaranth
- 2 Tassen Wasser
- 2 Äpfel
- 1 TL Zimt
- 1 TL Kurkuma
- Eine Handvoll Rosinen
- Eine Prise Salz

Zubereitung:

1. Im ersten Schritt den Amaranth gründlich abspülen und mit Wasser in einem Topf zum Kochen bringen.

2. Daraufhin die Hitze reduzieren und zugedeckt köcheln lassen, bis der Amaranth gar ist.

3. Währenddessen die Äpfel schälen, entkernen und in kleine Stücke schneiden und dann den gekochten Amaranth mit den geschnittenen Äpfeln vermengen.

4. Im Anschluss den Zimt, Kurkuma, Rosinen und eine Prise Salz hinzufügen und gut umrühren.

5. Im letzten Schritt das Apfel Amaranth Porridge in Schalen füllen und servieren. Guten Appetit!

Frühstücksbrot

Fertig in
5 Minuten

Portionen
2 Portionen

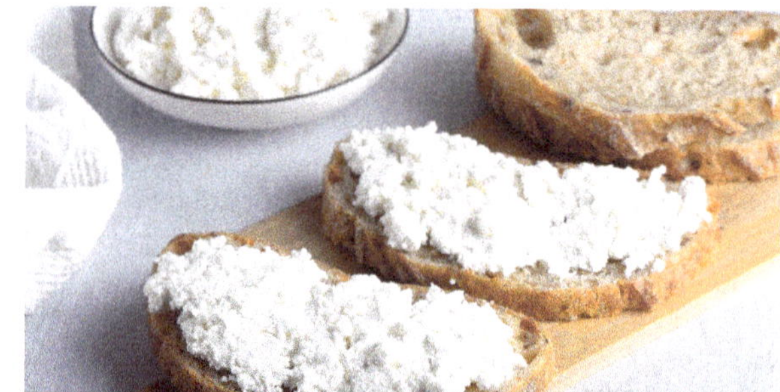

Nährwerte: Kalorien 180 kcal; Kohlenhydrate 20g; Protein 8g; Fett 8g

Zutaten:

- 4 Scheiben Vollkornbrot
- 200 g Hüttenkäse
- 2 EL Leinöl
- Eine Prise Salz
- Eine Prise Pfeffer

Zubereitung:

1. Vorab den Hüttenkäse gleichmäßig auf die Vollkornbrotscheiben verteilen.

2. Anschließend das Leinöl über den Hüttenkäse träufeln und mit Salz und Pfeffer würzen.

3. Letztlich das Frühstücksbrot auf Teller legen und servieren. Guten Appetit!

Smoothies

Genießen Sie erfrischende Smoothies, indem Sie frisches Obst, grünes Blattgemüse und eine proteinreiche Quelle kombinieren. Diese leckeren Getränke bieten nicht nur einen Vitaminschub, sondern auch eine köstliche Art, Nährstoffe aufzunehmen.

Himbeere Kirsche Smoothie

Fertig in
10 Minuten

Portionen
2 Portionen

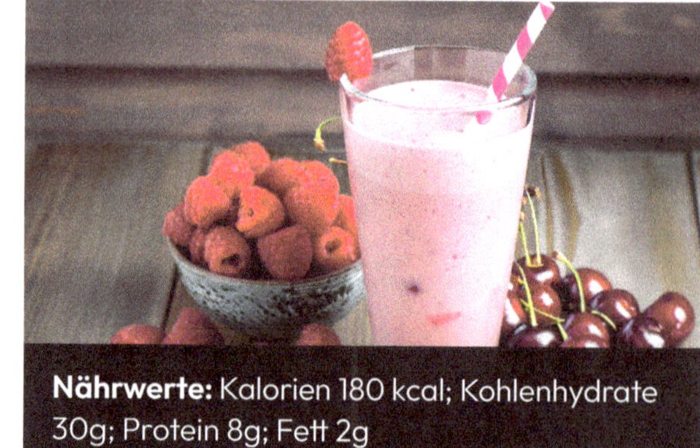

Nährwerte: Kalorien 180 kcal; Kohlenhydrate 30g; Protein 8g; Fett 2g

Zutaten:

- 1 Tasse Himbeeren
- ½ Tasse Sauerkirschen (entsteint)
- 2 Tassen Buttermilch
- 2 EL Honig

Zubereitung:

1. Anfangs die Himbeeren und Sauerkirschen in einen Mixer geben.

2. Nachfolgend die Buttermilch und den Honig hinzufügen.

3. Als nächstes alles gut mixen, bis der Smoothie schön cremig ist.

4. Zum Schluss den Himbeere Kirsche Smoothie in Gläser füllen und servieren. Guten Appetit!

Grapefruit Ingwer Smoothie

Fertig in
10 Minuten

Portionen
2 Portionen

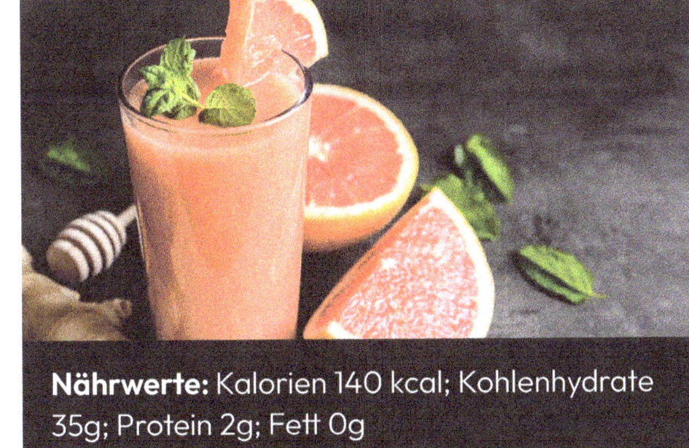

Nährwerte: Kalorien 140 kcal; Kohlenhydrate 35g; Protein 2g; Fett 0g

Zutaten:

- 2 Grapefruits
- 1 TL geriebener frischer Ingwer
- Einige Minzblätter
- 1 EL Honig
- 1 Tasse Wasser

Zubereitung:

1. Als erstes die Grapefruits auspressen, um frischen Saft zu erhalten.

2. Anschließend den Grapefruitsaft, frisch geriebenen Ingwer, Minzblätter und Honig in einen Mixer geben.

3. Danach das Wasser hinzufügen und alles gut mixen, bis der Smoothie schön cremig ist.

4. Als letztes den Grapefruit Ingwer Smoothie in Gläser füllen und servieren. Guten Appetit!

Kiwi Stachelbeere Smoothie

Fertig in
10 Minuten

Portionen
2 Portionen

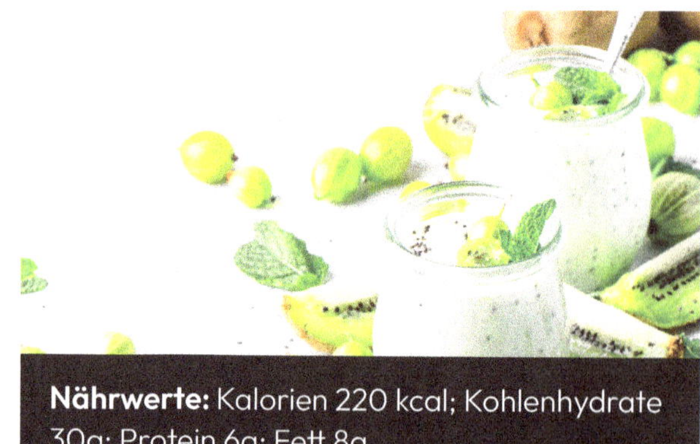

Nährwerte: Kalorien 220 kcal; Kohlenhydrate 30g; Protein 6g; Fett 8g

Zutaten:

- 2 Kiwis
- 1 Tasse Stachelbeeren
- 1 Tasse Joghurt
- Einige Minzblätter
- 2 EL Honig
- 2 EL Chia Samen

Zubereitung:

1. Zu Beginn die Kiwis schälen, in Stücke schneiden und die Stachelbeeren waschen.

2. Danach die Kiwis, Stachelbeeren, Joghurt, Minzblätter und Honig in einen Mixer geben.

3. Im Anschluss die Chia Samen hinzufügen und alles gut mixen, bis der Smoothie schön cremig ist.

4. Abschließend den Kiwi Stachelbeere Smoothie in Gläser füllen und servieren. Guten Appetit!

Johannisbeere Smoothie

Fertig in
10 Minuten

Portionen
2 Portionen

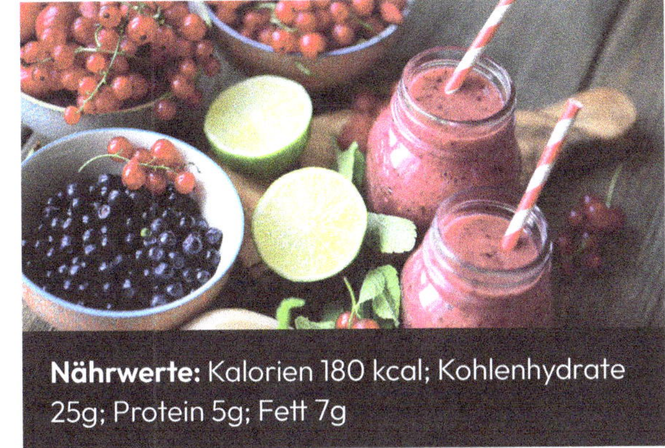

Nährwerte: Kalorien 180 kcal; Kohlenhydrate 25g; Protein 5g; Fett 7g

Zutaten:

- 1 Tasse rote Johannisbeeren
- 1 Tasse schwarze Johannisbeeren
- Einige Minzblätter
- Saft von 1 Limette
- 2 EL Chiasamen
- 2 Tassen Mandelmilch
- 2 EL Honig

Zubereitung:

1. Vorerst die roten und schwarzen Johannisbeeren gründlich waschen.

2. Nun die Johannisbeeren, Minzblätter, Limettensaft, Chiasamen, Mandelmilch und Honig in einen Mixer geben.

3. Im nächsten Schritt alles gut mixen, bis der Smoothie schön cremig ist.

4. Schließlich den Johannisbeere Smoothie in Gläser füllen und servieren. Guten Appetit!

Avocado Spinat Smoothie

Fertig in
10 Minuten

Portionen
2 Portionen

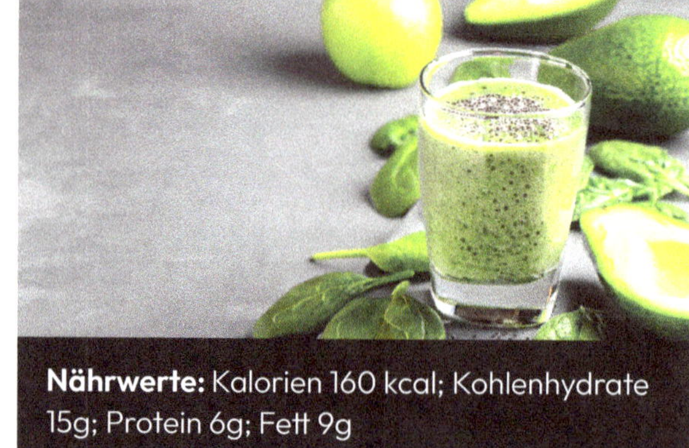

Nährwerte: Kalorien 160 kcal; Kohlenhydrate 15g; Protein 6g; Fett 9g

Zutaten:

- 1 reife Avocado
- 2 Handvoll frischer Spinat
- Saft von 1 Limette
- 1 Tasse fettarme Milch
- Einige Minzblätter
- 2 EL Chiasamen

Zubereitung:

1. Zuerst die Avocado halbieren, den Kern entfernen und das Fruchtfleisch herauslöffeln.

2. Jetzt die Avocado, frischen Spinat, Limettensaft, fettarme Milch, Minzblätter und Chiasamen in einen Mixer geben.

3. Daraufhin alles gut mixen, bis der Smoothie schön cremig ist.

4. Zuletzt den Avocado Spinat Smoothie in Gläser füllen und servieren. Guten Appetit!

Erdbeere Haferflocken Smoothie

Fertig in
10 Minuten

Portionen
2 Portionen

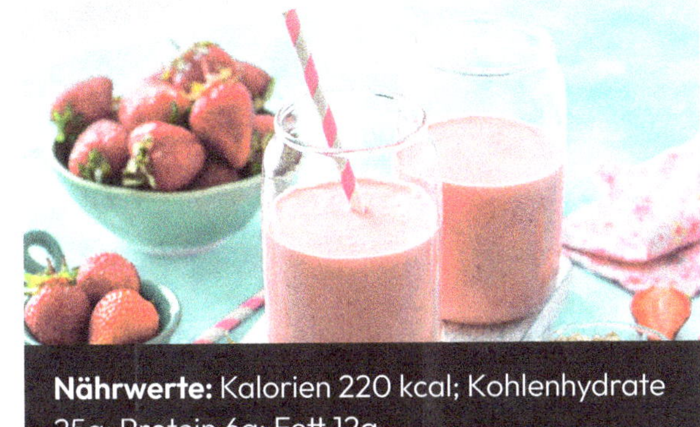

Nährwerte: Kalorien 220 kcal; Kohlenhydrate 25g; Protein 6g; Fett 12g

Zutaten:

- 1 Tasse Erdbeeren
- ½ Tasse Haferflocken
- 2 Tassen Mandelmilch
- Eine Handvoll Mandeln
- 2 EL Honig

Zubereitung:

1. Am Anfang die Erdbeeren waschen und putzen und das Grün entfernen.

2. Folglich die Erdbeeren, Haferflocken, Mandelmilch, Mandeln und Honig in einen Mixer geben.

3. Im Anschluss alles gut mixen, bis der Smoothie schön cremig ist.

4. Am Ende den Erdbeere Haferflocken Smoothie in Gläser füllen und servieren. Guten Appetit!

Mandel Zimt Smoothie

Fertig in
10 Minuten

Portionen
2 Portionen

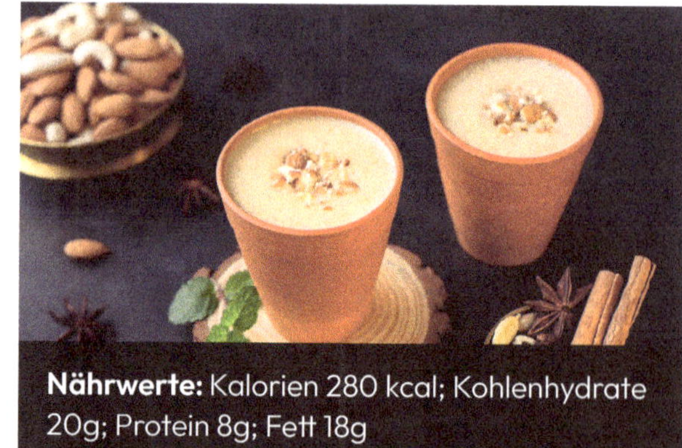

Nährwerte: Kalorien 280 kcal; Kohlenhydrate 20g; Protein 8g; Fett 18g

Zutaten:

- 1 Tasse Mandeln
- 1 TL Zimt
- 1 Sternanis
- Ein paar Safranfäden
- Eine Handvoll Cashewnüsse
- 2 Tassen Mandelmilch
- 2 EL Honig

Zubereitung:

1. Im ersten Schritt die Mandeln und Cashewnüsse in einer Pfanne leicht rösten.

2. Hiernach die gerösteten Mandeln, Zimt, Sternanis, Safranfäden, Mandelmilch und Honig in einen Mixer geben.

3. Als nächstes alles gut mixen, bis der Smoothie schön cremig ist.

4. Im letzten Schritt den Mandel Zimt Smoothie in Gläser füllen und servieren. Guten Appetit!

Wassermelone Pflaumen Smoothie

Fertig in
10 Minuten

Portionen
2 Portionen

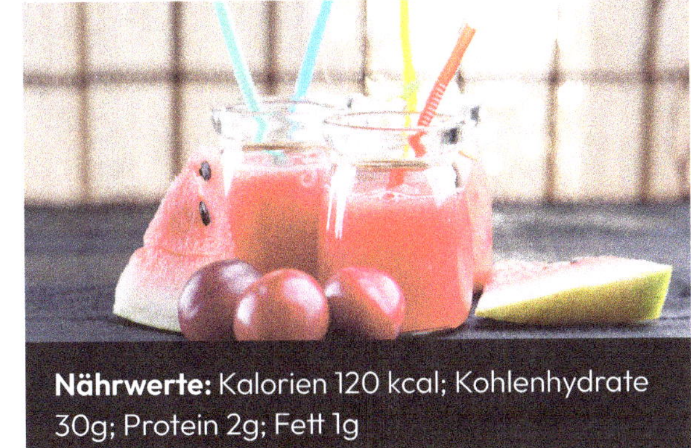

Nährwerte: Kalorien 120 kcal; Kohlenhydrate 30g; Protein 2g; Fett 1g

Zutaten:

- ½ Wassermelone
- 4 Pflaumen
- Eine Handvoll frische Minzblätter
- 1 EL Honig
- ½ Tasse Wasser

Zubereitung:

1. Vorab die Wassermelone schälen, entkernen und in Würfel schneiden und die Pflaumen entsteinen und beides in einen Mixer geben.

2. Danach die Minzblätter, Honig und Wasser hinzufügen und alles gut mixen, bis der Smoothie schön cremig ist.

3. Letztlich den Wassermelone Pflaumen Smoothie in Gläser füllen und servieren. Guten Appetit!

Mandarinen Karotten Smoothie

Fertig in
10 Minuten

Portionen
2 Portionen

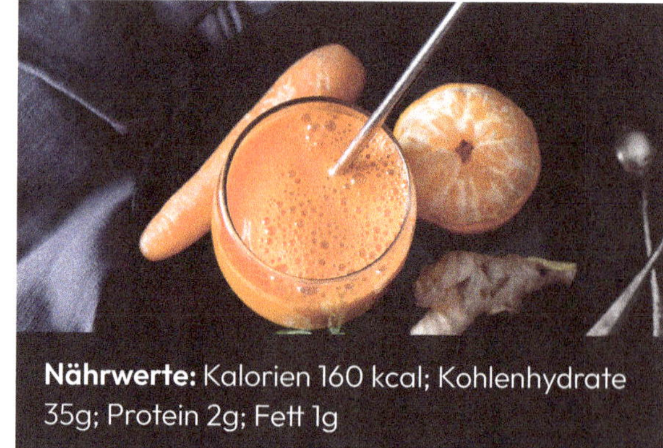

Nährwerte: Kalorien 160 kcal; Kohlenhydrate 35g; Protein 2g; Fett 1g

Zutaten:

- 2 Mandarinen
- 2 Karotten
- 1 kleines Stück Ingwer
- 1 EL Honig
- Einige Minzblätter
- ½ Tasse Wasser

Zubereitung:

1. Anfangs die Mandarinen schälen und in Stücke schneiden und die Karotten schälen und in Scheiben schneiden.

2. Dann den Ingwer schälen und klein hacken und die Mandarinen, Karotten, Ingwer, Honig, Minzblätter und Wasser in einen Mixer geben.

3. Anschließend alles gut mixen, bis der Smoothie schön cremig ist.

4. Zum Schluss den Mandarinen Karotten Ingwer Smoothie in Gläser füllen und servieren. Guten Appetit!

Nektarinen Minze Smoothie

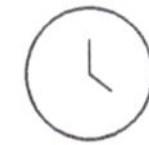

Fertig in
10 Minuten

Portionen
2 Portionen

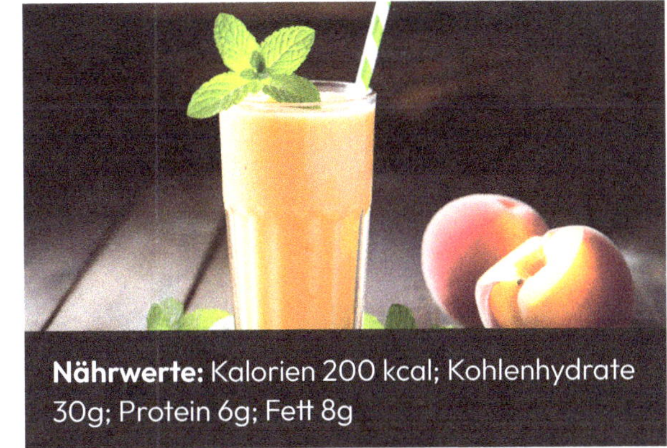

Nährwerte: Kalorien 200 kcal; Kohlenhydrate 30g; Protein 6g; Fett 8g

Zutaten:

- 2 Nektarinen
- Einige Minzblätter
- 1 Tasse Joghurt
- 2 EL Honig
- Saft von 1 Zitrone

Zubereitung:

1. Als erstes die Nektarinen entkernen und in Stücke schneiden.

2. Nachfolgend die Nektarinen, Minzblätter, Joghurt, Honig und Zitronensaft in einen Mixer geben.

3. Im nächsten Schritt alles gut mixen, bis der Smoothie schön cremig ist.

4. Als letztes den Nektarinen Minze Smoothie in Gläser füllen und servieren. Guten Appetit!

Suppen

Für eine herzhafte und gesunde Mahlzeit sind Suppen eine ausgezeichnete Wahl. Von Gemüsesuppen bis zu klaren Brühen bieten sie eine vielfältige Möglichkeit, Vitamine und Mineralstoffe aufzunehmen, während sie gleichzeitig wohltuende Wärme liefern.

Pastinaken Suppe

Fertig in
30 Minuten

Portionen
4 Portionen

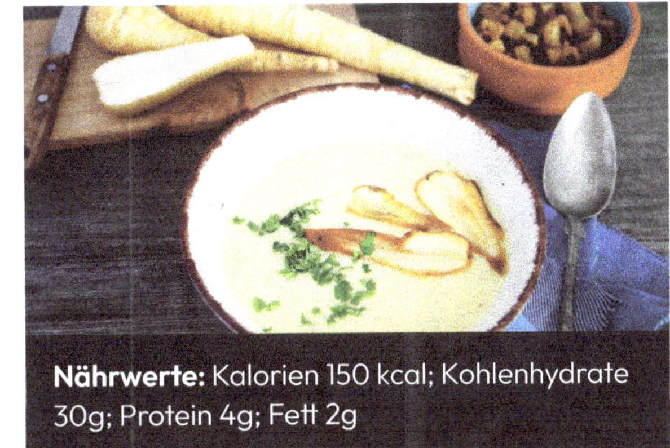

Nährwerte: Kalorien 150 kcal; Kohlenhydrate 30g; Protein 4g; Fett 2g

Zutaten:

- 500 g Pastinaken
- 1 Zwiebel
- 2 Knoblauchzehen
- 1 Liter Gemüsebrühe
- 1 EL Olivenöl
- Salz und Pfeffer
- 125 ml fettarme Milch
- 1 EL Petersilie

Zubereitung:

1. Zu Beginn die Pastinaken schälen und in kleine Stücke schneiden und die Zwiebel und den Knoblauch hacken.

2. Anschließend das Olivenöl in einem Topf erhitzen und die Zwiebel und den Knoblauch darin anschwitzen, bis sie glasig sind.

3. Dann die geschnittenen Pastinaken hinzufügen und für weitere 5 Minuten anschwitzen und die Gemüsebrühe hinzugießen und alles köcheln lassen, bis die Pastinaken weich sind.

4. Nun die Suppe pürieren und mit fettarmer Milch verdünnen und mit Salz und Pfeffer abschmecken.

5. Abschließend die Pastinaken Suppe in Schalen füllen und mit Petersilie garniert servieren. Guten Appetit!

Knoblauch Suppe

Fertig in
25 Minuten

Portionen
4 Portionen

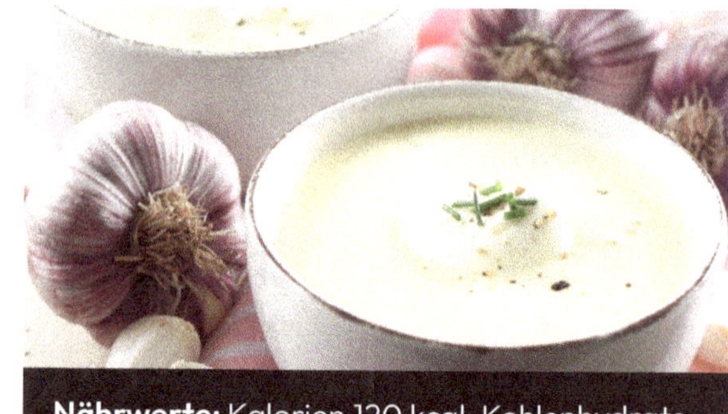

Nährwerte: Kalorien 120 kcal; Kohlenhydrate 15g; Protein 3g; Fett 5g

Zutaten:

- 2 Knoblauchknollen
- 1 Zwiebel
- 1 Liter Gemüsebrühe
- 2 EL Olivenöl
- Salz und Pfeffer
- 125 ml Buttermilch
- 1 EL Dill

Zubereitung:

1. Vorerst die Knoblauchzehen schälen und grob hacken und die Zwiebel ebenfalls hacken.

2. Nachfolgend das Olivenöl in einem Topf erhitzen und die Zwiebel und den Knoblauch darin anschwitzen, bis sie glasig sind.

3. Daraufhin die Gemüsebrühe hinzufügen und alles köcheln lassen, bis der Knoblauch weich ist und dann pürieren und mit der Buttermilch verdünnen.

4. Schließlich mit Salz und Pfeffer abschmecken, dann in Schalen füllen und mit dem Dill garniert servieren. Guten Appetit!

Brokkoli Suppe

Fertig in
30 Minuten

Portionen
4 Portionen

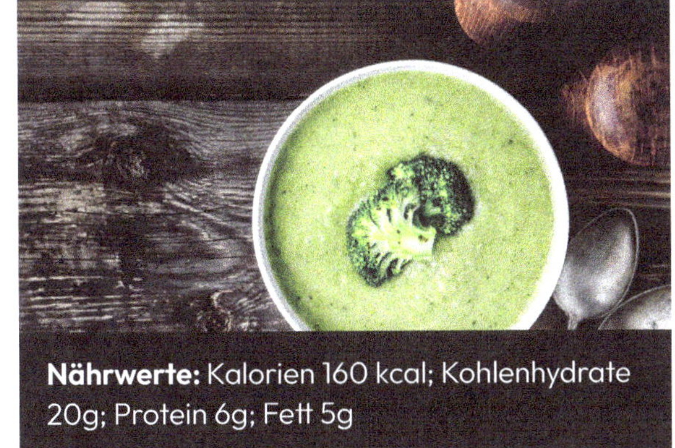

Nährwerte: Kalorien 160 kcal; Kohlenhydrate 20g; Protein 6g; Fett 5g

Zutaten:

- 500 g Brokkoli
- 1 Zwiebel
- 1 Liter Gemüsebrühe
- 1 EL Olivenöl
- Salz und Pfeffer
- 100 g Joghurt

Zubereitung:

1. Zuerst den Brokkoli in kleine Röschen schneiden und die Zwiebel hacken.

2. Als nächstes das Olivenöl in einem Topf erhitzen und die Zwiebel darin anschwitzen, bis sie glasig ist.

3. Jetzt die Brokkoli Röschen hinzufügen und für weitere 5 Minuten anschwitzen und dann die Gemüsebrühe hinzugießen und alles köcheln lassen, bis der Brokkoli weich ist.

4. Nachfolgend die Suppe pürieren und mit dem Joghurt vermengen und mit Salz und Pfeffer abschmecken.

5. Zuletzt die Brokkoli Suppe in Schalen füllen und servieren. Guten Appetit!

Chicorée Suppe

Fertig in
30 Minuten

Portionen
4 Portionen

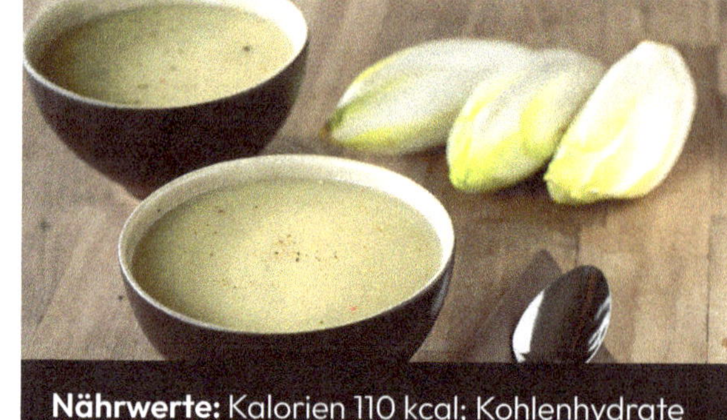

Nährwerte: Kalorien 110 kcal; Kohlenhydrate 15g; Protein 2g; Fett 5g

Zutaten:

- 4 Chicorée-Köpfe
- 1 Zwiebel
- 1 Liter Gemüsebrühe
- 2 EL Olivenöl
- Salz und Pfeffer
- 125 ml fettarme Milch

Zubereitung:

1. Am Anfang den Chicorée waschen und in Stücke schneiden und die Zwiebel hacken.

2. Folglich das Olivenöl in einem Topf erhitzen und die Zwiebel darin anschwitzen, bis sie glasig ist.

3. Danach den geschnittenen Chicorée hinzufügen und für weitere 5 Minuten anschwitzen und dann die Gemüsebrühe hinzugießen und alles köcheln lassen, bis der Chicorée weich ist.

4. Anschließend die Suppe pürieren und mit fettarmer Milch verdünnen und mit Salz und Pfeffer abschmecken.

5. Am Ende die Chicorée Suppe in Schalen füllen und servieren. Guten Appetit!

Karotten Ingwer Suppe

Fertig in
30 Minuten

Portionen
4 Portionen

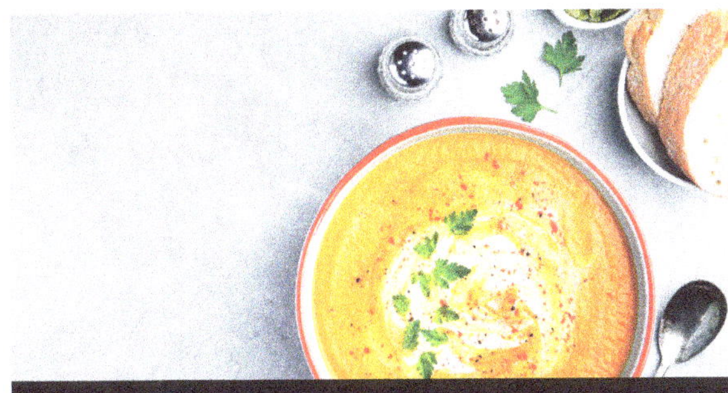

Nährwerte: Kalorien 130 kcal; Kohlenhydrate 20g; Protein 3g; Fett 4g

Zutaten:

- 500 g Karotten
- 1 Zwiebel
- 1 kleines Stück frischer Ingwer
- 1 Liter Gemüsebrühe
- 2 EL Olivenöl
- 1 TL Kurkuma
- Salz und Pfeffer
- 125 ml Kokosmilch
- Saft von 1 Orange

Zubereitung:

1. Im ersten Schritt die Karotten schälen und in Scheiben schneiden, die Zwiebel hacken und den Ingwer schälen und fein hacken.

2. Anschließend das Olivenöl in einem Topf erhitzen und die Zwiebel und den Ingwer darin anschwitzen, bis sie glasig sind und den Kurkuma unterrühren.

3. Hiernach die Karottenscheiben hinzufügen und für weitere 5 Minuten anschwitzen und dann die Gemüsebrühe hinzugießen und alles köcheln lassen, bis die Karotten weich sind.

4. Im Anschluss die Suppe pürieren und mit Kokosmilch verdünnen und mit Orangensaft, Salz und Pfeffer abschmecken.

5. Im letzten Schritt die Karotten Ingwer Suppe in Schalen füllen und servieren. Guten Appetit!

Kürbis Mandel Suppe

Fertig in
30 Minuten

Portionen
4 Portionen

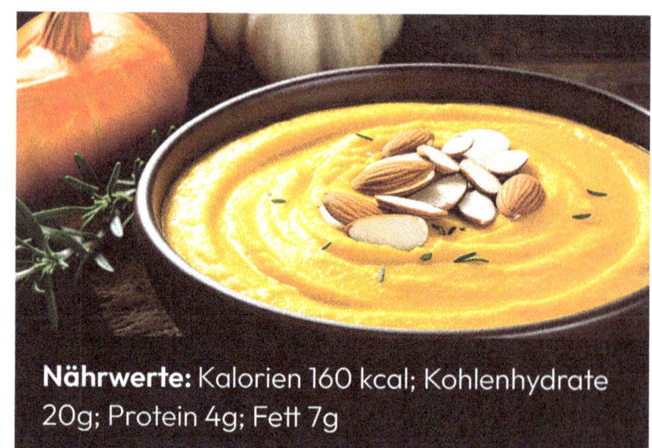

Nährwerte: Kalorien 160 kcal; Kohlenhydrate 20g; Protein 4g; Fett 7g

Zutaten:

- 500 g Kürbis
- 1 Zwiebel
- 2 Knoblauchzehen
- Einige Rosmarinzweige
- 1 Liter Gemüsebrühe
- 2 EL Olivenöl
- Salz und Pfeffer
- 125 ml fettarme Milch
- Eine Handvoll Mandeln

Zubereitung:

1. Vorab den Kürbis schälen, entkernen und in Stücke schneiden und die Zwiebel und den Knoblauch hacken.

2. Jetzt das Olivenöl in einem Topf erhitzen und die Zwiebel und den Knoblauch darin anschwitzen, bis sie glasig sind und dann die Kürbisstücke hinzufügen und für weitere 5 Minuten anschwitzen.

3. Folglich die Gemüsebrühe hinzugießen und einige Rosmarinzweige hinzufügen und alles köcheln lassen, bis der Kürbis weich ist.

4. Im nächsten Schritt die Suppe pürieren und mit fettarmer Milch verdünnen und mit Salz und Pfeffer abschmecken und die Mandeln in einer Pfanne rösten und als Topping verwenden.

5. Letztlich die Kürbis Mandel Suppe in Schalen füllen, mit gerösteten Mandeln bestreuen und servieren. Guten Appetit!

Rucola Suppe

Fertig in
30 Minuten

Portionen
4 Portionen

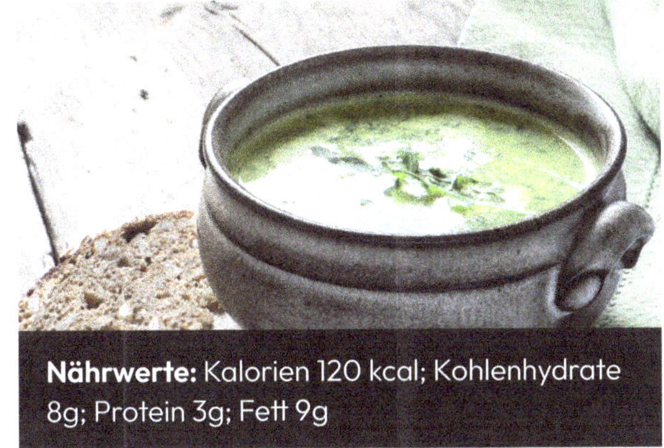

Nährwerte: Kalorien 120 kcal; Kohlenhydrate 8g; Protein 3g; Fett 9g

Zutaten:

- 100 g Rucola
- 1 Zwiebel
- 2 Knoblauchzehen
- 1 Liter Gemüsebrühe
- 2 EL Olivenöl
- Salz und Pfeffer
- 125 ml fettarme Milch

Zubereitung:

1. Anfangs den Rucola waschen und grob hacken und die Zwiebel und den Knoblauch hacken.

2. Als nächstes das Olivenöl in einem Topf erhitzen und die Zwiebel und den Knoblauch darin anschwitzen, bis sie glasig sind.

3. Daraufhin den gehackten Rucola hinzufügen und für weitere 5 Minuten anschwitzen und die Gemüsebrühe hinzugießen und alles köcheln lassen, bis der Rucola weich ist.

4. Jetzt die Suppe pürieren und mit fettarmer Milch verdünnen und mit Salz und Pfeffer abschmecken.

5. Zum Schluss die Rucola Suppe in Schalen füllen und servieren. Guten Appetit!

Erbsen Suppe

Fertig in
30 Minuten

Portionen
4 Portionen

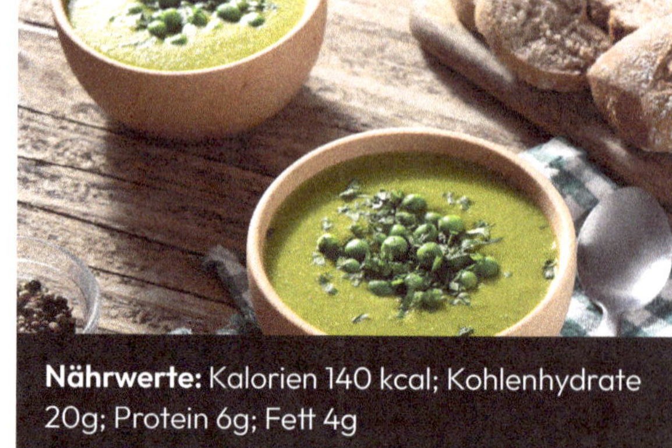

Nährwerte: Kalorien 140 kcal; Kohlenhydrate 20g; Protein 6g; Fett 4g

Zutaten:

- 500 g grüne Erbsen
- 1 Zwiebel
- 1 Liter Gemüsebrühe
- 2 EL Olivenöl
- Salz und Pfeffer
- 125 ml fettarme Milch

Zubereitung:

1. Als erstes die grünen Erbsen waschen und die Zwiebel hacken und das Olivenöl in einem Topf erhitzen und die Zwiebel darin anschwitzen, bis sie glasig ist.

2. Dann die grünen Erbsen hinzufügen und für weitere 5 Minuten anschwitzen und die Gemüsebrühe hinzugießen und alles köcheln lassen, bis die Erbsen weich sind.

3. Folglich die Suppe pürieren und mit fettarmer Milch verdünnen und mit Salz und Pfeffer abschmecken.

4. Als letztes die Erbsen Suppe in Schalen füllen und servieren. Guten Appetit!

Spargel Suppe

Fertig in
30 Minuten

Portionen
4 Portionen

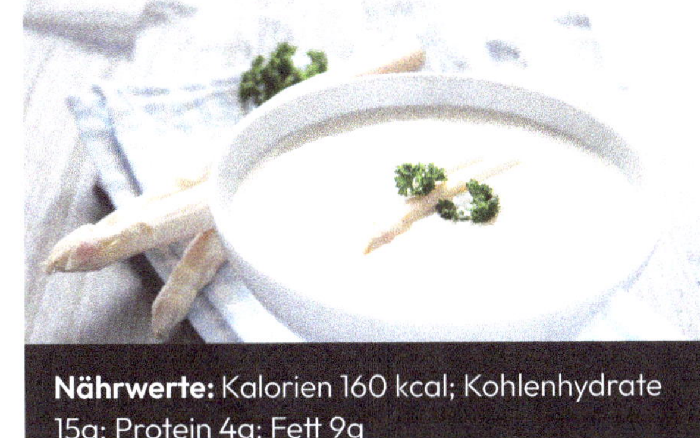

Nährwerte: Kalorien 160 kcal; Kohlenhydrate 15g; Protein 4g; Fett 9g

Zutaten:

- 500 g grüner Spargel
- 1 Zwiebel
- 1 Liter Gemüsebrühe
- 2 EL Olivenöl
- Salz und Pfeffer
- 100 g Joghurt

Zubereitung:

1. Zu Beginn den grünen Spargel waschen und in kleine Stücke schneiden und die Zwiebel hacken.

2. Nachfolgend das Olivenöl in einem Topf erhitzen und die Zwiebel darin anschwitzen, bis sie glasig ist und dann die geschnittenen Spargelstücke hinzufügen und für weitere 5 Minuten anschwitzen.

3. Anschließend die Gemüsebrühe hinzugießen und alles köcheln lassen, bis der Spargel weich ist und dann pürieren und mit dem Joghurt vermengen.

4. Abschließend mit Salz und Pfeffer abschmecken, dann in Schalen füllen und servieren. Guten Appetit!

Paprika Tomaten Suppe

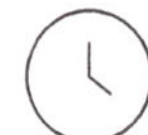

Fertig in
30 Minuten

Portionen
4 Portionen

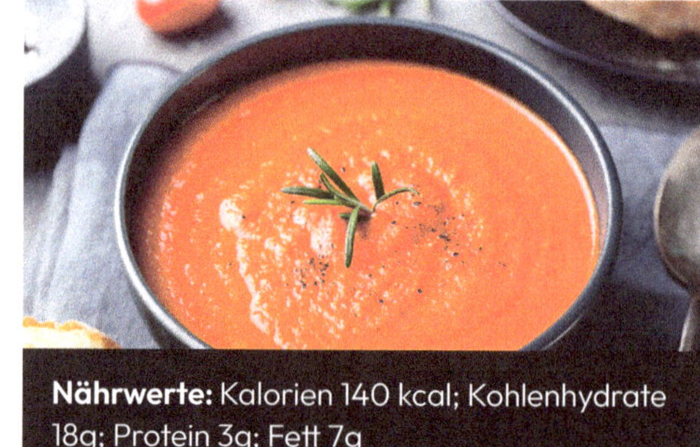

Nährwerte: Kalorien 140 kcal; Kohlenhydrate 18g; Protein 3g; Fett 7g

Zutaten:

- 500 g reife Tomaten
- 2 rote Paprikaschoten
- 1 Zwiebel
- 2 Knoblauchzehen
- 1 Liter Gemüsebrühe
- 2 EL Olivenöl
- Salz und Pfeffer
- 125 ml fettarme Milch

Zubereitung:

1. Vorerst die Tomaten und Paprikaschoten waschen, entkernen und grob schneiden und die Zwiebel und den Knoblauch hacken.

2. Folglich das Olivenöl in einem Topf erhitzen und die Zwiebel und den Knoblauch darin anschwitzen, bis sie glasig sind.

3. Nun die geschnittenen Tomaten und Paprikaschoten hinzufügen und für weitere 5 Minuten anschwitzen und die Gemüsebrühe hinzugießen und alles köcheln lassen, bis das Gemüse weich ist.

4. Im nächsten Schritt die Suppe pürieren und mit fettarmer Milch verdünnen und mit Salz und Pfeffer abschmecken.

5. Schließlich die Paprika Tomaten Suppe in Schalen füllen und servieren. Guten Appetit!

Champignon Suppe

Fertig in
30 Minuten

Portionen
4 Portionen

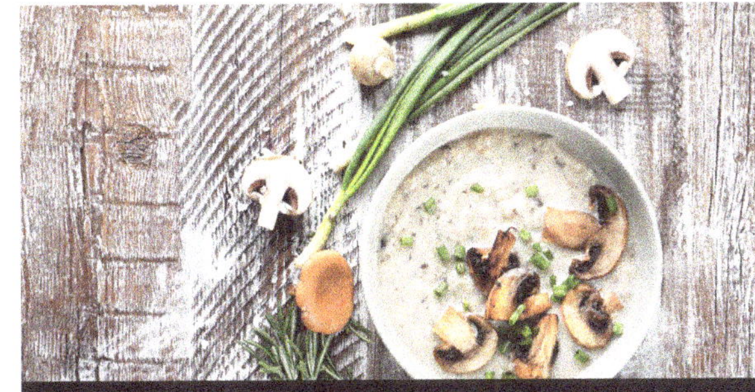

Nährwerte: Kalorien 120 kcal; Kohlenhydrate 10g; Protein 5g; Fett 8g

Zutaten:

- 500 g frische Champignons
- 1 Zwiebel
- 2 Knoblauchzehen
- 1 Liter Gemüsebrühe
- 2 EL Olivenöl
- Salz und Pfeffer
- 125 ml fettarme Milch
- Frischer Schnittlauch zur Dekoration

Zubereitung:

1. Zuerst die Champignons putzen und in Scheiben schneiden und die Zwiebel und den Knoblauch hacken.

2. Hiernach das Olivenöl in einem Topf erhitzen und die Zwiebel und den Knoblauch darin anschwitzen, bis sie glasig sind.

3. Als nächstes die geschnittenen Champignons hinzufügen und für weitere 5 Minuten anschwitzen und die Gemüsebrühe hinzugießen und alles köcheln lassen, bis die Champignons weich sind.

4. Folglich die Suppe pürieren und mit fettarmer Milch verdünnen und mit Salz und Pfeffer abschmecken.

5. Zuletzt die Champignon Suppe in Schalen füllen, mit frischem Schnittlauch garnieren und servieren. Guten Appetit!

Salate

Entdecken Sie die Vielfalt von gesunden Salaten, indem Sie frisches Gemüse, Blattgrün und Proteine kombinieren. Mit einer Auswahl an Dressings können Sie Geschmack und Nährstoffe optimal vereinen.

Chicorée Walnuss Salat

Fertig in
15 Minuten

Portionen
4 Portionen

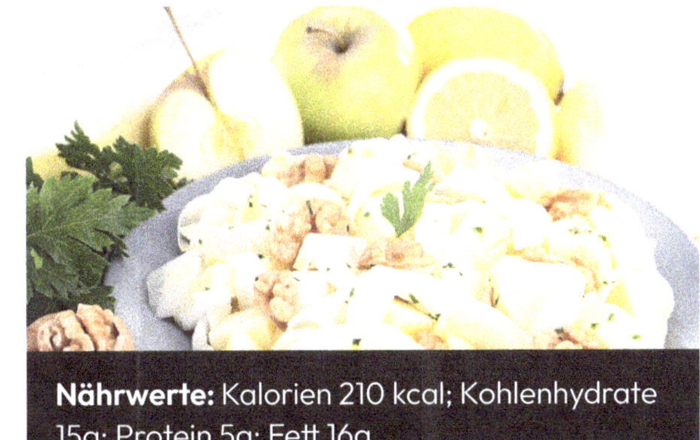

Nährwerte: Kalorien 210 kcal; Kohlenhydrate 15g; Protein 5g; Fett 16g

Zutaten:

- 2 Chicorée-Köpfe
- 1 Apfel
- 100 g Feta-Käse
- 50 g Walnüsse
- 2 EL Olivenöl
- Saft einer Zitrone
- Einige Blätter frische Petersilie
- Salz und Pfeffer

Zubereitung:

1. Am Anfang die Chicorée-Köpfe waschen und in feine Streifen schneiden und den Apfel waschen, entkernen und in dünnen Scheiben schneiden.

2. Jetzt die Walnüsse grob hacken und den Feta-Käse in kleine Würfel schneiden, die Petersilie fein hacken und den Chicorée, die Apfelscheiben, die Walnüsse und den Feta-Käse in einer Salatschüssel vermengen.

3. Im Anschluss in einer separaten Schüssel das Olivenöl, den Zitronensaft, die gehackte Petersilie, Salz und Pfeffer vermischen, um das Dressing herzustellen.

4. Am Ende das Dressing über den Salat gießen und vorsichtig vermengen und dann den Chicorée Walnuss Salat auf Tellern anrichten und servieren. Guten Appetit!

Radieschen Rucola Salat

Fertig in
15 Minuten

Portionen
4 Portionen

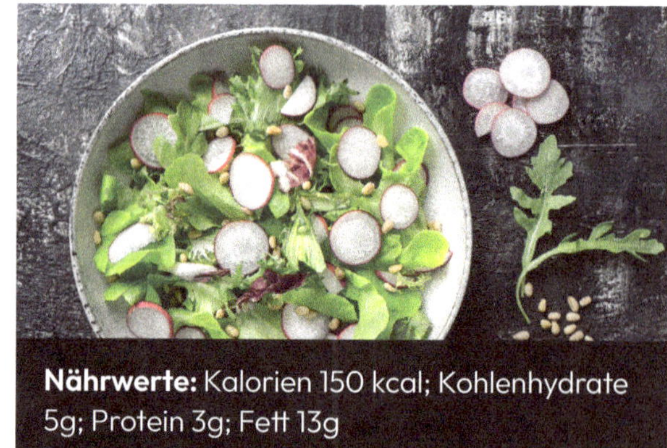

Nährwerte: Kalorien 150 kcal; Kohlenhydrate 5g; Protein 3g; Fett 13g

Zutaten:

- 1 Bund Radieschen
- 100 g Rucola
- 2 EL Pinienkerne
- 2 EL Walnussöl
- Saft einer Zitrone
- Salz und Pfeffer

Zubereitung:

1. Im ersten Schritt die Radieschen waschen und in dünne Scheiben schneiden und den Rucola gründlich waschen und trockenschleudern.

2. Anschließend die Pinienkerne in einer trockenen Pfanne rösten, bis sie goldbraun sind und dann die Radieschen, Rucola und die gerösteten Pinienkerne in einer Salatschüssel vermengen.

3. Folglich in einer separaten Schüssel das Walnussöl, den Zitronensaft, Salz und Pfeffer vermischen, um das Dressing herzustellen.

4. Im letzten Schritt das Dressing über den Salat gießen und vorsichtig vermengen und den Radieschen Rucola Salat auf Tellern anrichten und servieren. Guten Appetit!

Bunter Kichererbsen Salat

Fertig in
20 Minuten

Portionen
4 Portionen

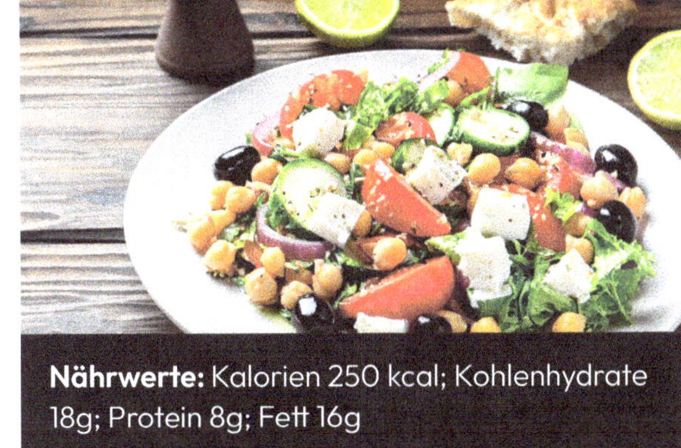

Nährwerte: Kalorien 250 kcal; Kohlenhydrate 18g; Protein 8g; Fett 16g

Zutaten:

- 1 Dose Kichererbsen (400 g)
- 2 Tomaten
- 100 g schwarze Oliven
- 1 kleine rote Zwiebel
- 1 Gurke
- 100 g Schafskäse
- 2 Handvoll Blattsalat nach Wahl
- 3 EL Olivenöl
- Salz und Pfeffer

Zubereitung:

1. Vorab die Kichererbsen in ein Sieb abgießen und gründlich abspülen, die Tomaten und die Gurke waschen und in Würfel schneiden und die schwarzen Oliven halbieren.

2. Danach die rote Zwiebel schälen und in dünne Ringe schneiden, den Schafskäse in kleine Würfel schneiden und den Blattsalat waschen und trockenschleudern.

3. Hiernach in einer großen Schüssel die Kichererbsen, Tomaten, Gurke, schwarzen Oliven, rote Zwiebel, Schafskäse und Blattsalat vermengen und mit Olivenöl beträufeln und mit Salz und Pfeffer würzen.

4. Letztlich den bunten Kichererbsen Salat auf Tellern anrichten und servieren. Guten Appetit!

Garnelen Tomaten Salat

Fertig in
20 Minuten

Portionen
4 Portionen

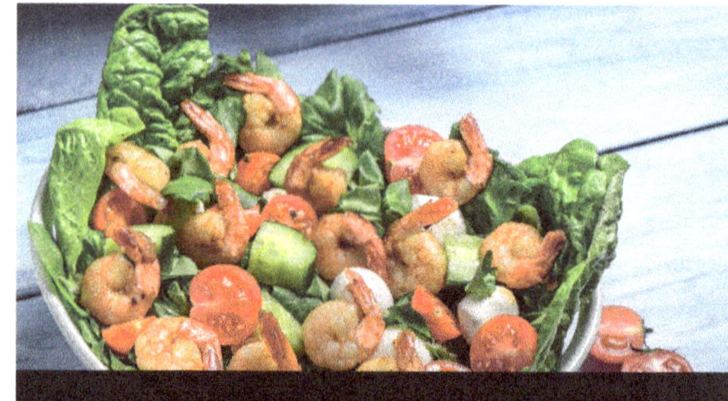

Nährwerte: Kalorien 280 kcal; Kohlenhydrate 10g; Protein 20g; Fett 18g

Zutaten:

- 300 g Garnelen
- 200 g Blattsalat (z. B. Spinat)
- 1 Gurke
- 200 g Kirschtomaten
- 150 g Mozzarella Kugeln
- 2 EL Apfelessig
- 3 EL Olivenöl
- Salz und Pfeffer

Zubereitung:

1. Anfangs die Garnelen schälen und in einer Pfanne ohne Öl anbraten, bis sie gar sind und beiseitestellen und den Blattsalat waschen und trockenschleudern,

2. Dann die Gurke in dünne Scheiben schneiden, die Kirschtomaten halbieren und die Mozzarella Kugeln abtropfen lassen.

3. Nun den Blattsalat, die Gurkenscheiben, Kirschtomaten, Mozzarella Kugeln und die angebratenen Garnelen in einer großen Schüssel vermengen.

4. Im nächsten Schritt in einer separaten Schüssel Apfelessig und Olivenöl vermischen, um das Dressing herzustellen.

5. Zum Schluss das Dressing über den Salat gießen und vorsichtig vermengen und dann den Garnelen Tomaten Salat auf Tellern anrichten und servieren. Guten Appetit!

Avocado Pilz Salat

Fertig in
20 Minuten

Portionen
4 Portionen

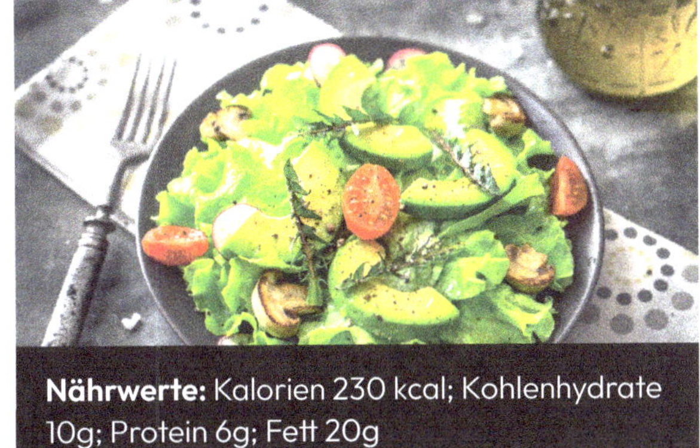

Nährwerte: Kalorien 230 kcal; Kohlenhydrate 10g; Protein 6g; Fett 20g

Zutaten:

- 2 Avocados
- 200 g Römersalat
- 2 Tomaten
- 100 g frische Pilze (z. B. Champignons)
- 4 Radieschen
- 2 EL Leinöl
- Salz und Pfeffer

Zubereitung:

1. Als erstes die Avocados halbieren, entkernen und das Fruchtfleisch in Scheiben schneiden und die Tomaten und Radieschen in Würfel schneiden.

2. Daraufhin die frischen Pilze putzen und in dünne Scheiben schneiden und den Römersalat waschen und in grobe Stücke zupfen.

3. Nachfolgend in einer großen Schüssel den Römersalat, Avocado Scheiben, Tomatenwürfel, Radieschen, und Pilzscheiben vermengen.

4. Als letztes mit Leinöl beträufeln und mit Salz und Pfeffer würzen und dann auf Tellern anrichten und servieren. Guten Appetit!

Karotten Salat

Fertig in
15 Minuten

Portionen
4 Portionen

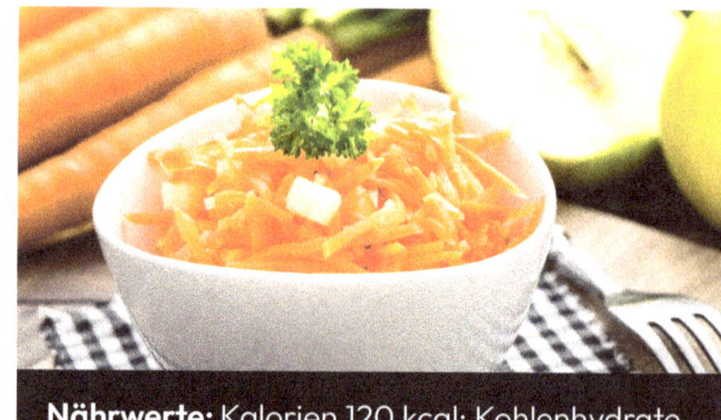

Nährwerte: Kalorien 120 kcal; Kohlenhydrate 8g; Protein 2g; Fett 10g

Zutaten:

- 4 Karotten
- Saft von 1 Zitrone
- 2 Frühlingszwiebeln
- 3 EL Olivenöl
- Einige Zweige frische Petersilie
- Salz und Pfeffer

Zubereitung:

1. Zu Beginn die Karotten schälen und mit einem Gemüseschäler in dünne Streifen schneiden.

2. Anschließend den Saft einer Zitrone auspressen und über die Karottenstreifen gießen und die Frühlingszwiebeln in dünne Ringe schneiden und die frische Petersilie grob hacken.

3. Folglich die Karottenstreifen, Frühlingszwiebeln und gehackte Petersilie in einer Schüssel vermengen und mit Olivenöl beträufeln und mit Salz und Pfeffer würzen.

4. Abschließend kann der Karottensalat sofort serviert werden. Guten Appetit!

Bunter Salat

Fertig in
15 Minuten

Portionen
4 Portionen

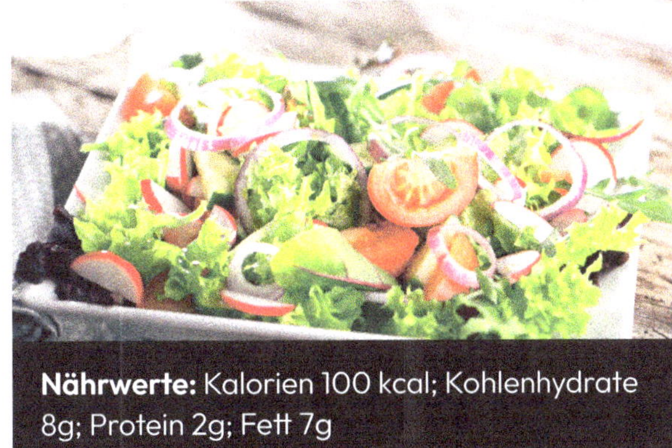

Nährwerte: Kalorien 100 kcal; Kohlenhydrate 8g; Protein 2g; Fett 7g

Zutaten:

- 1 rote Zwiebel
- 4 Radieschen
- 1 Kopf Römersalat
- 1 Gurke
- 2 Tomaten
- 3 EL Olivenöl
- Salz und Pfeffer

Zubereitung:

1. Vorerst die rote Zwiebel schälen und in dünne Ringe schneiden und die Radieschen in dünne Scheiben schneiden.

2. Jetzt den Römersalat waschen und in grobe Stücke zupfen und die Gurke und Tomaten in Würfel schneiden.

3. Nun die Zwiebelringe, Radieschen Scheiben, Römersalat, Gurken- und Tomatenwürfel in einer großen Schüssel vermengen.

4. Schließlich mit Olivenöl beträufeln und mit Salz und Pfeffer würzen und dann kann der bunte Salat sofort serviert werden. Guten Appetit!

Tomate Mozzarella Salat

Fertig in
10 Minuten

Portionen
4 Portionen

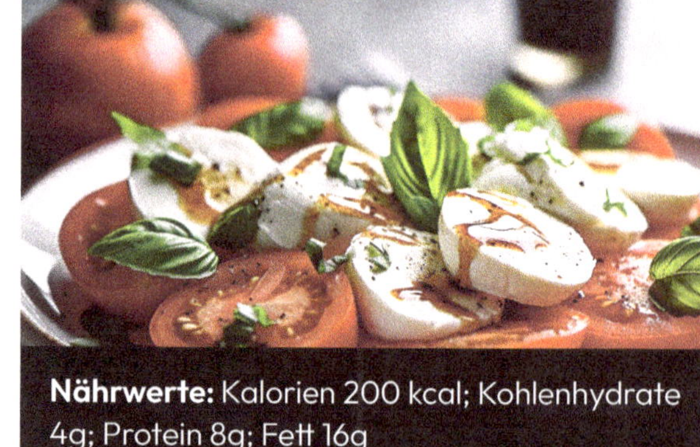

Nährwerte: Kalorien 200 kcal; Kohlenhydrate 4g; Protein 8g; Fett 16g

Zutaten:

- 4 große Tomaten
- 200 g Mozzarella
- Frische Basilikumblätter
- 3 EL Olivenöl
- 2 EL Balsamico-Essig
- Salz und Pfeffer

Zubereitung:

1. Zuerst die Tomaten waschen und in Scheiben schneiden, den Mozzarella abtropfen lassen und auch in Scheiben schneiden und die Basilikumblätter waschen und trocken tupfen.

2. Nachfolgend die Tomatenscheiben, Mozzarellascheiben und Basilikumblätter abwechselnd auf einer Servierplatte anrichten.

3. Im Anschluss in einer separaten Schüssel Olivenöl und Balsamico-Essig vermischen, um das Dressing herzustellen.

4. Zuletzt das Dressing über den Tomate Mozzarella Salat gießen und mit Salz und Pfeffer würzen und dann kann der Salat sofort serviert werden. Guten Appetit!

Sellerie Apfel Salat

Fertig in
15 Minuten

Portionen
4 Portionen

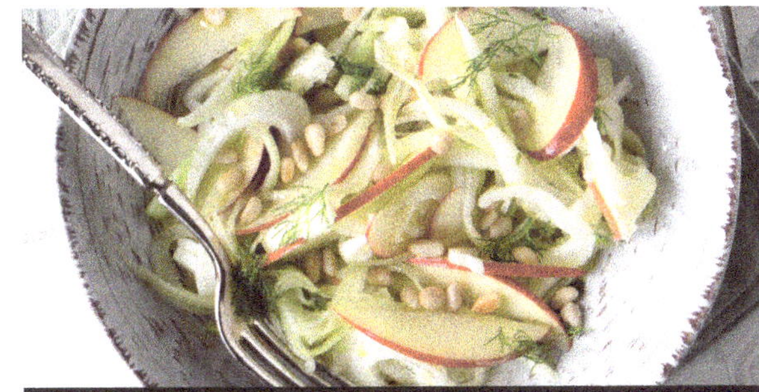

Nährwerte: Kalorien 160 kcal; Kohlenhydrate 10g; Protein 2g; Fett 13g

Zutaten:

- 2 Fenchelknollen
- 2 Äpfel
- 2 Selleriestangen
- 3 EL Pinienkerne
- 3 EL Walnussöl
- 2 EL Apfelessig
- Salz und Pfeffer

Zubereitung:

1. Am Anfang die Fenchelknollen waschen, das Grün entfernen und in dünne Scheiben schneiden und die Äpfel waschen, entkernen und in dünne Spalten schneiden.

2. Danach die Selleriestangen ebenfalls in dünne Scheiben schneiden und die Pinienkerne in einer trockenen Pfanne rösten, bis sie goldbraun sind.

3. Nun den Fenchel, Äpfel, Sellerie und gerösteten Pinienkerne in einer großen Schüssel vermengen und in einer separaten Schüssel das Walnussöl und Apfelessig vermischen, um das Dressing herzustellen.

4. Am Ende das Dressing über den Fenchel Apfel Salat gießen und mit Salz und Pfeffer würzen und dann kann der Salat sofort serviert werden. Guten Appetit!

Gurken Fenchel Salat

Fertig in
15 Minuten

Portionen
4 Portionen

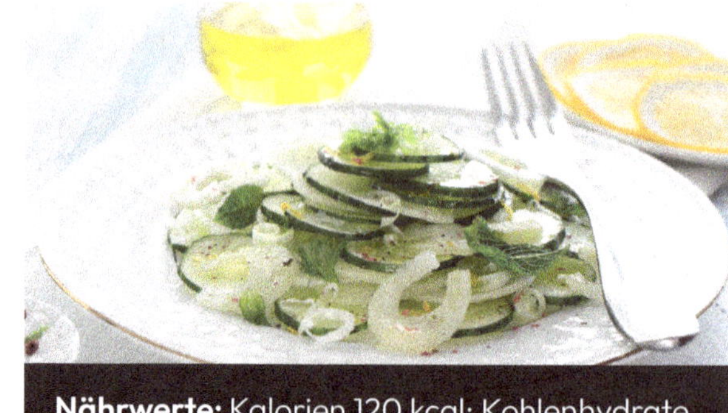

Nährwerte: Kalorien 120 kcal; Kohlenhydrate 8g; Protein 2g; Fett 9g

Zutaten:

- 2 Gurken
- 2 Fenchelknollen
- 2 Frühlingszwiebeln
- Frische Minze Blätter
- 3 EL Olivenöl
- Saft und Schale von 1 Zitrone
- Salz und Pfeffer

Zubereitung:

1. Im ersten Schritt die Gurken schälen und in dünne Scheiben schneiden und die Fenchelknollen ebenfalls in dünne Scheiben schneiden.

2. Dann die Frühlingszwiebeln in dünne Ringe schneiden, und die Minze Blätter grob hacken und die Gurkenscheiben, Fenchelscheiben, Frühlingszwiebeln und gehackte Minze in einer großen Schüssel vermengen.

3. Hiernach in einer separaten Schüssel Olivenöl, Zitronensaft und Zitronenschale vermischen, um das Dressing herzustellen.

4. Im letzten Schritt das Dressing über den Gurken Fenchel Salat gießen und mit Salz und Pfeffer würzen und dann kann der Salat sofort serviert werden. Guten Appetit!

Paprika Salat

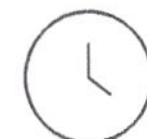

Fertig in
15 Minuten

Portionen
4 Portionen

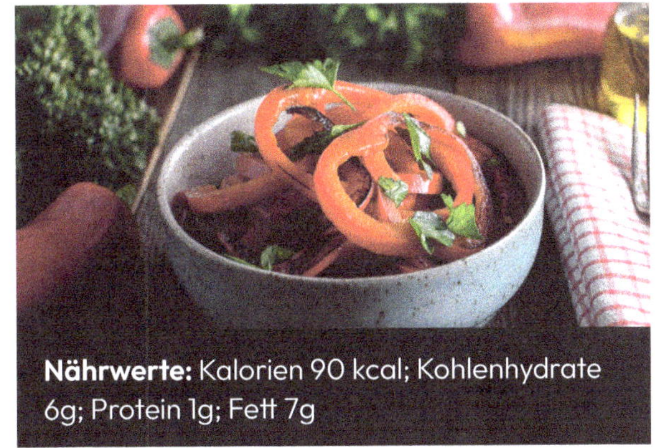

Nährwerte: Kalorien 90 kcal; Kohlenhydrate 6g; Protein 1g; Fett 7g

Zutaten:

- 3 rote Paprika
- 1 Bund Petersilie
- Frische Korianderblätter
- 3 EL Olivenöl
- Salz und Pfeffer

Zubereitung:

1. Vorab die roten Paprika waschen, entkernen und in dünne Streifen schneiden und die Petersilie und Korianderblätter grob hacken.

2. Nun die Paprikastreifen, gehackte Petersilie und Koriander in einer großen Schüssel vermengen.

3. Als nächstes mit Olivenöl beträufeln und mit Salz und Pfeffer würzen.

4. Letztlich kann der Paprika Salat sofort serviert werden. Guten Appetit!

Gemischter Rucola Salat

Fertig in
15 Minuten

Portionen
4 Portionen

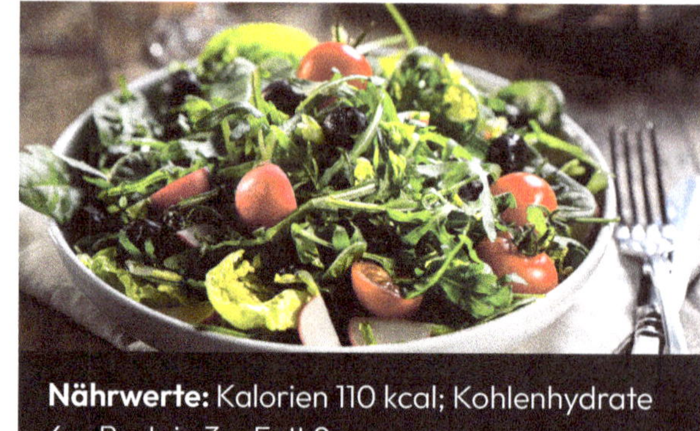

Nährwerte: Kalorien 110 kcal; Kohlenhydrate 6g; Protein 3g; Fett 9g

Zutaten:

- 100 g Rucola
- 100 g Römersalat
- 100 g frischer Spinat
- 2 Tomaten
- 4 Radieschen
- 3 EL Olivenöl
- Salz und Pfeffer

Zubereitung:

1. Anfangs den Rucola, Römersalat und frischen Spinat waschen und trockenschleudern und die Tomaten in Würfel schneiden und die Radieschen in dünne Scheiben schneiden.

2. Nachfolgend den gewaschenen und getrockneten Blattsalat, Tomatenwürfel und Radieschen Scheiben in einer großen Schüssel vermengen.

3. Im nächsten Schritt mit Olivenöl beträufeln und mit Salz und Pfeffer würzen.

4. Zum Schluss kann der gemischte Rucola Salat sofort serviert werden. Guten Appetit!

Bunter Tomaten Salat

Fertig in
10 Minuten

Portionen
4 Portionen

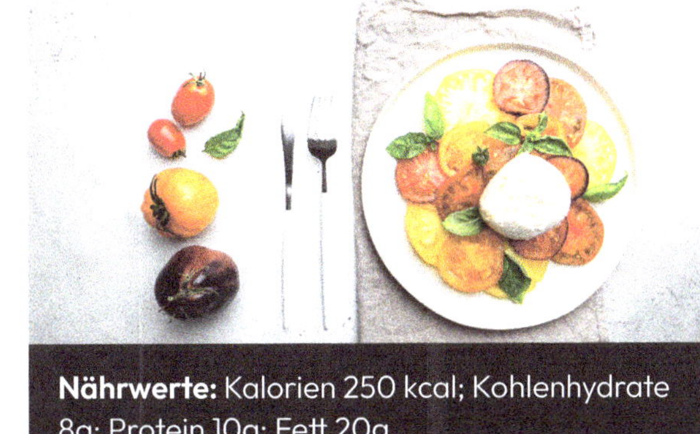

Nährwerte: Kalorien 250 kcal; Kohlenhydrate 8g; Protein 10g; Fett 20g

Zutaten:

- 2 gelbe Tomaten
- 2 rote Tomaten
- Frische Basilikumblätter
- 1 Burrata-Käse
- 3 EL Olivenöl
- 2 EL Balsamico-Essig
- Salz und Pfeffer

Zubereitung:

1. Als erstes die gelben und roten Tomaten waschen und in Scheiben schneiden und die Basilikumblätter waschen und trocken tupfen.

2. Nachfolgend die Tomatenscheiben und Burrata-Käse auf einer Servierplatte anrichten und die frischen Basilikumblätter darüber streuen.

3. Im Anschluss in einer separaten Schüssel Olivenöl und Balsamico-Essig vermischen, um das Dressing herzustellen.

4. Als letztes das Dressing über den Tomaten Salat gießen und mit Salz und Pfeffer würzen und dann servieren. Guten Appetit!

Mangold Spinat Salat

Fertig in
15 Minuten

Portionen
4 Portionen

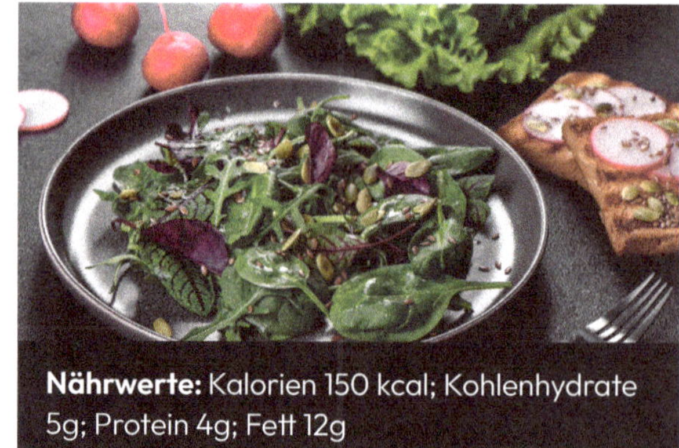

Nährwerte: Kalorien 150 kcal; Kohlenhydrate 5g; Protein 4g; Fett 12g

Zutaten:

- 100 g Mangoldblätter
- 100 g Rucola
- 100 g frischer Spinat
- Handvoll Kürbiskerne
- 4 Radieschen
- 3 EL Olivenöl
- Salz und Pfeffer

Zubereitung:

1. Zu Beginn den Mangold, Rucola und frischen Spinat waschen und trockenschleudern und die Radieschen in dünne Scheiben schneiden.

2. Nun den gewaschenen und getrockneten Blattsalat, Kürbiskerne und Radieschen Scheiben in einer großen Schüssel vermengen.

3. Abschließend mit Olivenöl beträufeln und mit Salz und Pfeffer würzen und dann servieren. Guten Appetit!

Rote Beete Rucola Salat

Fertig in
15 Minuten

Portionen
4 Portionen

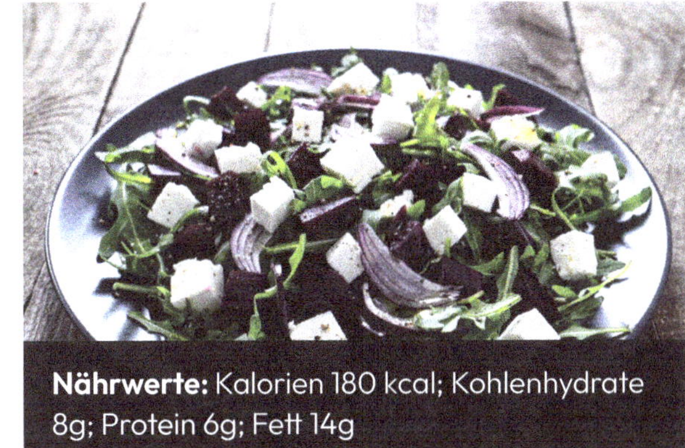

Nährwerte: Kalorien 180 kcal; Kohlenhydrate 8g; Protein 6g; Fett 14g

Zutaten:

- 4 Rote Beete
- 100 g Rucola
- 150 g Feta-Käse
- 1 Zwiebel
- 3 EL Olivenöl
- Saft von 1 Zitrone
- Salz und Pfeffer

Zubereitung:

1. Vorerst die Rote Beete schälen und in dünne Scheiben schneiden und die Zwiebel schälen und in dünne Ringe schneiden.

2. Hiernach den Feta-Käse in Würfel schneiden und die Rote Beete Scheiben, Rucola, Zwiebelringe und Feta-Würfel in einer großen Schüssel vermengen.

3. Daraufhin in einer separaten Schüssel Olivenöl und Zitronensaft vermischen, um das Dressing herzustellen.

4. Schließlich das Dressing über den Rote Beete Rucola Salat gießen und mit Salz und Pfeffer würzen und dann servieren. Guten Appetit!

Mittagsgerichte mit Fleisch

Für eine proteinreiche Mittagsmahlzeit wählen Sie saftiges Hühnchen oder Pute. Kombinieren Sie Ihr Fleisch mit einer bunten Mischung aus Gemüse und einer gesunden Beilage für eine ausgewogene Mahlzeit.

Fusilli mit Hähnchen und Paprika

Fertig in
30 Minuten

Portionen
4 Portionen

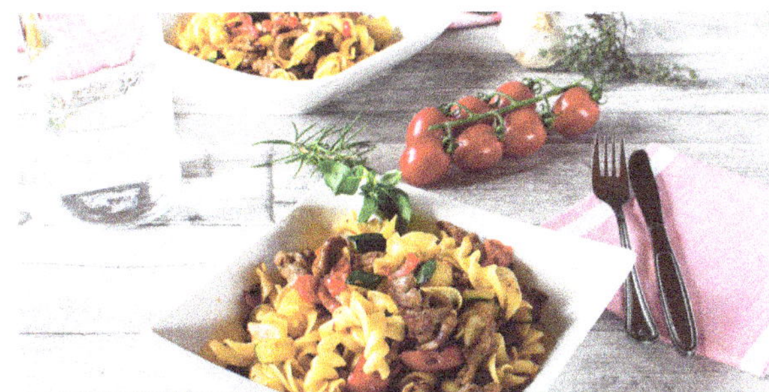

Nährwerte: Kalorien 350 kcal; Kohlenhydrate 35g; Protein 25g; Fett 15g

Zutaten:

- 300 g Vollkornnudeln
- 2 Hähnchenbrustfilets
- 1 gelbe Paprika
- 1 rote Paprika
- 1 Zucchini
- Frische Basilikumblätter
- 3 EL Olivenöl
- Saft von 1 Zitrone
- Salz und Pfeffer

Zubereitung:

1. Zuerst die Vollkornnudeln nach Packungsanweisung kochen, abgießen und beiseitestellen und die Hähnchenbrustfilets in mundgerechte Stücke schneiden.

2. Danach die gelbe und rote Paprika und die Zucchini waschen, entkernen und in Würfel schneiden und das Olivenöl in einer Pfanne erhitzen.

3. Hiernach die Hähnchenstücke darin anbraten, bis sie durchgegart sind und dann die Paprika und Zucchini hinzufügen und für weitere 3-4 Minuten braten.

4. Zuletzt die gekochten Vollkornnudeln, frische Basilikumblätter und Zitronensaft hinzufügen und alles gut vermengen, noch mit Salz und Pfeffer abschmecken und sofort servieren. Guten Appetit!

Putengeschnetzeltes auf Tomatenreis

Fertig in
30 Minuten

Portionen
4 Portionen

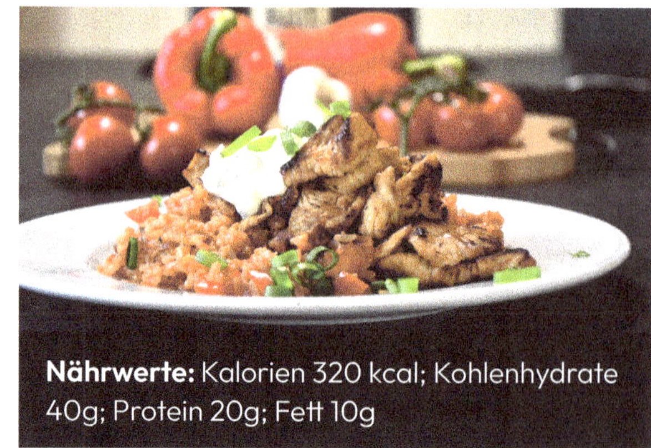

Nährwerte: Kalorien 320 kcal; Kohlenhydrate 40g; Protein 20g; Fett 10g

Zutaten:

- 300 g Putengeschnetzeltes
- 200 g Langkornreis
- 1 gelbe Paprika
- 1 Dose gehackte Tomaten (400 g)
- 250 ml Gemüsebrühe
- Frische Basilikumblätter
- 2 Knoblauchzehen
- 3 EL Olivenöl
- 4 Frühlingszwiebeln
- 150 g griechischer Joghurt
- Salz und Pfeffer

Zubereitung:

1. Am Anfang den Knoblauch schälen und fein hacken und den Langkornreis nach Packungsanweisung kochen und beiseitestellen.

2. In der Zwischenzeit das Putengeschnetzelte in einer Pfanne mit 2 EL Olivenöl anbraten, bis es durchgegart ist, dann aus der Pfanne nehmen und beiseitestellen.

3. Jetzt in derselben Pfanne 1 EL Olivenöl erhitzen und die gehackten Knoblauchzehen darin anbraten und die gelbe Paprika waschen, entkernen und in Streifen schneiden und zur Pfanne hinzufügen und kurz anbraten.

4. Nun die gehackten Tomaten und Gemüsebrühe hinzufügen und zum Kochen bringen und den Reis, das Putengeschnetzelte und die Basilikumblätter hinzufügen.

5. Am Ende den Reis mit Putengeschnetzeltem und Paprika servieren, mit griechischem Joghurt und Frühlingszwiebeln garnieren. Guten Appetit!

Hühnchen mit Gemüse

Fertig in
25 Minuten

Portionen
4 Portionen

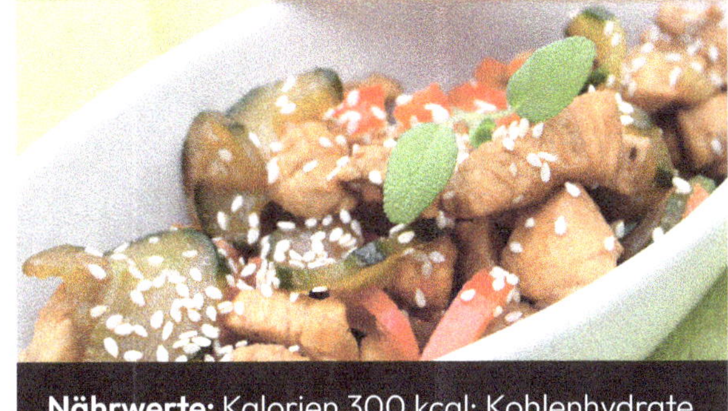

Nährwerte: Kalorien 300 kcal; Kohlenhydrate 12g; Protein 25g; Fett 18g

Zutaten:

- 4 Hähnchenschenkel
- 2 Zucchini
- 1 gelbe Paprika
- 1 rote Paprika
- 1 Zwiebel
- Frische Salbeiblätter
- 2 EL Sesamsamen
- 3 EL Olivenöl
- Salz und Pfeffer

Zubereitung:

1. Im ersten Schritt die Hähnchenbrust waschen und kleinschneiden und die Zucchini, gelbe Paprika, rote Paprika und Zwiebel waschen und in große Stücke schneiden.

2. Folglich die Salbeiblätter waschen und trocken tupfen und das Olivenöl in einer großen Pfanne erhitzen und die Hähnchenbrust darin anbraten, bis sie durchgegart sind.

3. Daraufhin die Zucchinistücke, Paprikastücke, Zwiebelstücke und Salbeiblätter hinzufügen und alles für weitere 5-7 Minuten braten, bis das Gemüse weich ist und die Sesamsamen in einer trockenen Pfanne rösten, bis sie goldbraun sind.

4. Im letzten Schritt das Hühnchen mit Gemüse auf Tellern anrichten, mit Sesamsamen bestreuen und mit Salz und Pfeffer abschmecken. Guten Appetit!

Gebackene Hähnchenschenkel

Fertig in
45 Minuten

Portionen
4 Portionen

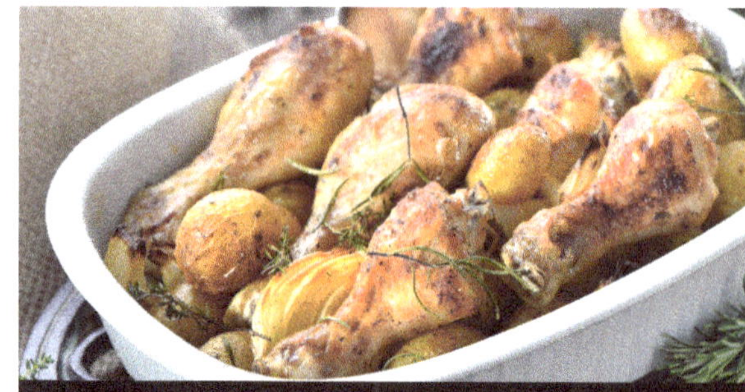

Nährwerte: Kalorien 380 kcal; Kohlenhydrate 25g; Protein 25g; Fett 20g

Zutaten:

- 4 Hähnchenschenkel
- 2 Zwiebeln
- 2 Fenchelknollen
- 4 Kartoffeln
- Frische Rosmarinzweige
- 3 EL Olivenöl
- Frischer Thymian
- Salz und Pfeffer

Zubereitung:

1. Vorab den Backofen auf 200 Grad Celsius vorheizen, die Hähnchenschenkel waschen und trocken tupfen und die Zwiebeln schälen und in Spalten schneiden.

2. Dann die Fenchelknollen waschen und in dicke Scheiben schneiden, die Kartoffeln schälen und in dicke Scheiben schneiden und die Rosmarinzweige waschen und trocken tupfen.

3. Nun die Hähnchenschenkel, Zwiebelspalten, Fenchelscheiben, Kartoffelscheiben und Rosmarinzweige in eine große Auflaufform geben und das Olivenöl darüber gießen und mit frischem Thymian bestreuen.

4. Im Anschluss mit Salz und Pfeffer würzen und die Auflaufform in den vorgeheizten Backofen geben und alles für ca. 35-40 Minuten backen, bis das Hühnchen durchgegart und die Kartoffeln weich sind.

5. Letztlich die gebackenen Hähnchenschenkel mit Zwiebel, Fenchel und Kartoffeln sofort servieren. Guten Appetit!

Hähnchen Thai Curry

Fertig in
30 Minuten

Portionen
4 Portionen

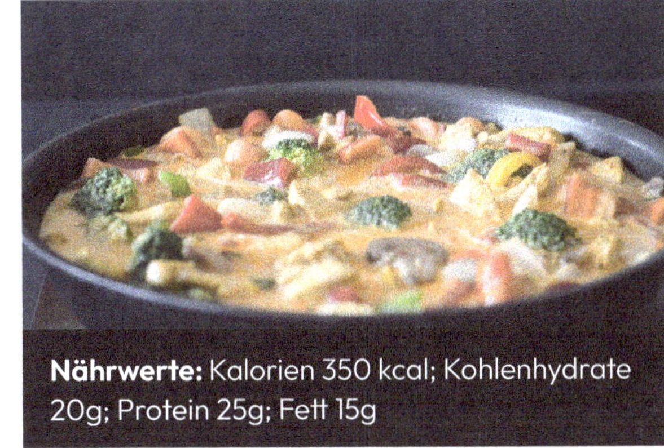

Nährwerte: Kalorien 350 kcal; Kohlenhydrate 20g; Protein 25g; Fett 15g

Zutaten:

- 2 Hähnchenbrustfilets
- 1 Brokkoli
- 1 rote Paprika
- 1 gelbe Paprika
- 1 Zwiebel
- 2 EL rote Currypaste
- 400 ml Kokosmilch
- 1 TL Currypulver
- 2 EL Olivenöl
- Salz, Pfeffer

Zubereitung:

1. Anfangs die Hähnchenbrustfilets in mundgerechte Stücke schneiden, den Brokkoli in kleine Röschen schneiden, die Paprikas entkernen und in Streifen schneiden sowie die Zwiebel würfeln.

2. Nun das Olivenöl in einer Pfanne erhitzen und die Hähnchenstücke anbraten, bis sie durchgegart sind.

3. Danach die Zwiebel hinzufügen und kurz anbraten, dann die Currypaste und das Currypulver hinzugeben und alles gut vermengen.

4. Jetzt die Paprikastreifen und Brokkoli Röschen hinzufügen, mit Kokosmilch ablöschen, und für weitere 5-7 Minuten köcheln lassen.

5. Zum Schluss mit Salz und Pfeffer abschmecken und sofort servieren. Guten Appetit!

Tagliatelle mit Putenstreifen

Fertig in
20 Minuten

Portionen
4 Portionen

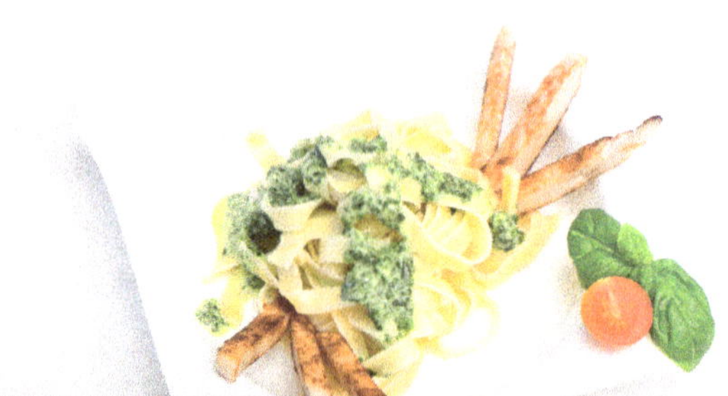

Nährwerte: Kalorien 380 kcal; Kohlenhydrate 40g; Protein 30g; Fett 10g

Zutaten

- 300 g Vollkorn Tagliatelle
- 2 Putenbrustfilets
- 200 g frischer Spinat
- 200 ml Buttermilch
- Frische Basilikumblätter
- 2 EL Olivenöl
- Salz, Pfeffer

Zubereitung:

1. Als erstes die Vollkorn Tagliatelle nach Packungsanweisung kochen und abgießen und die Putenbrustfilets in mundgerechte Streifen schneiden.

2. Nachfolgend das Olivenöl in einer Pfanne erhitzen und die Putenstreifen anbraten, bis sie durchgegart sind und dann den frischen Spinat hinzufügen und kurz zusammenfallen lassen.

3. Anschließend die gekochten Tagliatelle, Buttermilch und frische Basilikumblätter hinzufügen, gut vermengen und kurz erhitzen.

4. Als letztes mit Salz und Pfeffer abschmecken und sofort servieren. Guten Appetit!

Putenbrust mit Reis

Fertig in
25 Minuten

Portionen
4 Portionen

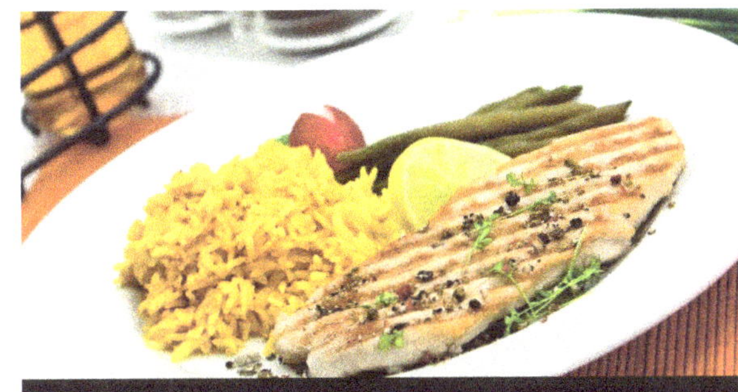

Nährwerte: Kalorien 320 kcal; Kohlenhydrate 40g; Protein 25g; Fett 5g

Zutaten:

- 4 Putensteaks
- 2 Tassen gelber Reis
- 4 Tassen Gemüsebrühe
- 100 g grüne Bohnen
- Saft von 1 Zitrone
- Salz, Pfeffer

Zubereitung:

1. Zu Beginn den Reis nach Packungsanweisung mit Gemüsebrühe kochen und warmhalten und die grünen Bohnen im kochenden Salzwasser blanchieren.

2. Währenddessen die Putensteaks in einer Pfanne mit Olivenöl anbraten, bis sie durchgegart sind.

3. Im nächsten Schritt die Steaks mit Salz und Pfeffer würzen und mit dem Zitronensaft beträufeln.

4. Abschließend die gebratenen Putensteaks mit dem Reis und den grünen Bohnen servieren. Guten Appetit!

Mittagsgerichte mit Fisch

Genießen Sie die gesundheitsfördernden
Eigenschaften von Fisch durch
schmackhafte Mittagsgerichte.

Spagetti mit Garnelen

Fertig in
25 Minuten

Portionen
4 Portionen

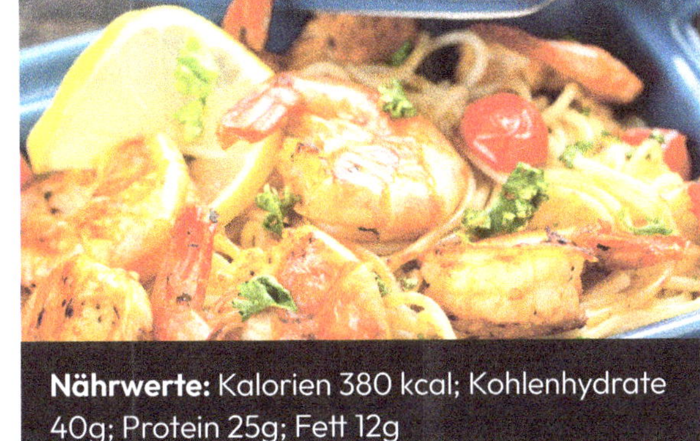

Nährwerte: Kalorien 380 kcal; Kohlenhydrate 40g; Protein 25g; Fett 12g

Zutaten:

- 300 g Vollkornspaghetti
- 300 g Garnelen
- 2 Tomaten
- Frischer Koriander
- Frische Petersilie
- 3 EL Olivenöl
- Saft von 1 Zitrone

Zubereitung:

1. Vorerst die Vollkornspaghetti nach Packungsanweisung kochen und abgießen und die Garnelen vorbereiten.

2. Währenddessen die Tomaten in Würfel schneiden und frischen Koriander und Petersilie hacken.

3. Nun das Olivenöl in einer Pfanne erhitzen und die Garnelen anbraten, bis sie durchgegart sind.

4. Daraufhin die gekochten Vollkornspaghetti, Tomaten, Koriander und Petersilie hinzufügen.

5. Schließlich alles mit Zitronensaft beträufeln, gut vermengen und sofort servieren. Guten Appetit!

Lachs Reis Bowl

Fertig in
30 Minuten

Portionen
4 Portionen

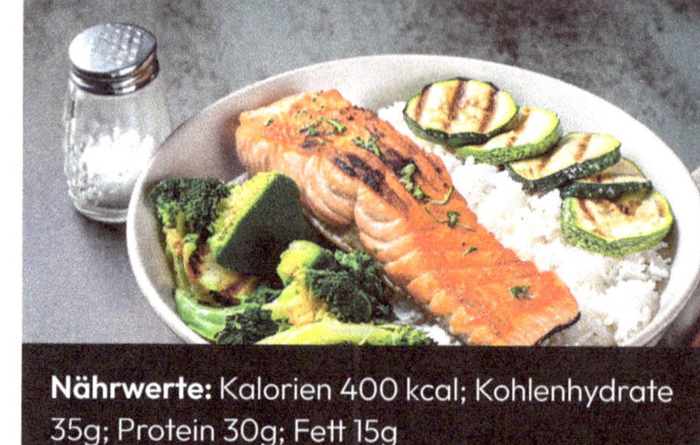

Nährwerte: Kalorien 400 kcal; Kohlenhydrate 35g; Protein 30g; Fett 15g

Zutaten:

- 4 Lachssteaks
- 2 Tassen Reis
- 2 Zucchini
- 1 Brokkoli
- Frische Petersilie
- 3 EL Olivenöl
- Saft von 1 Zitrone

Zubereitung:

1. Zuerst den Reis nach Packungsanweisung kochen und warmhalten.

2. Als nächstes die Lachssteaks vorbereiten und die Zucchini in Scheiben schneiden und den Brokkoli in kleine Röschen teilen.

3. Folglich das Olivenöl in einer Pfanne erhitzen und die Lachssteaks grillen, bis sie durchgegart sind und die Zucchinischeiben und Brokkoli Röschen in derselben Pfanne anbraten, bis sie zart sind.

4. Im Anschluss den gekochten Reis in Schalen aufteilen, das gegrillte Lachssteak, Zucchini, Brokkoli und frische Petersilie hinzufügen.

5. Zuletzt alles mit Zitronensaft beträufeln und sofort servieren. Guten Appetit!

Gegrillte Brasse auf Bulgur

Fertig in
30 Minuten

Portionen
4 Portionen

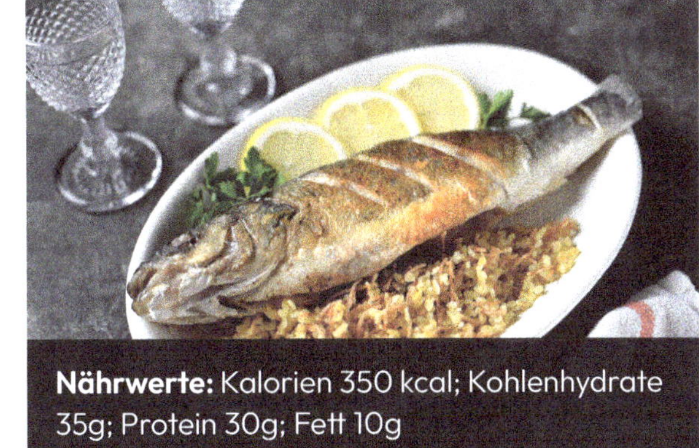

Nährwerte: Kalorien 350 kcal; Kohlenhydrate 35g; Protein 30g; Fett 10g

Zutaten:

- 4 Brasse-Filets
- 2 Tassen Bulgur
- Gemüsebrühe
- Frischer Koriander
- 3 EL Olivenöl
- Saft von 1 Zitrone

Zubereitung:

1. Am Anfang den Bulgur nach Packungsanweisung mit Gemüsebrühe kochen und warmhalten und die Brasse-Filets vorbereiten.

2. Nachfolgend den frischen Koriander hacken und das Olivenöl in einer Pfanne erhitzen und die Brasse-Filets grillen, bis sie durchgegart sind.

3. Dann den gekochten Bulgur auf Teller verteilen, die gegrillten Brasse-Filets darauflegen und mit frischem Koriander bestreuen.

4. Am Ende alles mit Zitronensaft beträufeln und sofort servieren. Guten Appetit!

Kabeljau mit Kartoffeln

Fertig in
25 Minuten

Portionen
4 Portionen

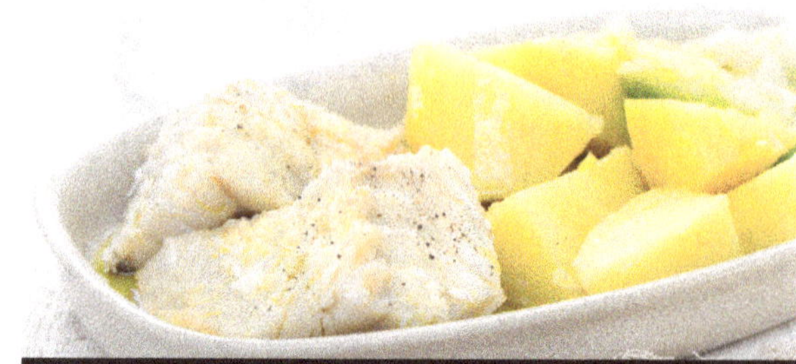

Nährwerte: Kalorien 300 kcal; Kohlenhydrate 30g; Protein 25g; Fett 8g

Zutaten:

- 4 Kabeljaufilets
- 4 große Kartoffeln
- 1 EL Olivenöl
- Saft von 1 Zitrone
- Salz, Pfeffer

Zubereitung:

1. Im ersten Schritt die Kartoffeln schälen und in mundgerechte Stücke schneiden und die Kabeljaufilets vorbereiten.

2. Hiernach die Kartoffeln in leicht gesalzenem Wasser kochen, bis sie weich sind, und abgießen.

3. In der Zwischenzeit die Kabeljaufilets in einer Pfanne mit dem Olivenöl braten, bis sie durchgegart sind und mit Zitronensaft, Salz und Pfeffer würzen.

4. Im letzten Schritt die gebratenen Kabeljaufilets auf den Kartoffeln servieren. Guten Appetit!

Gebackener Lachs mit Gemüse

Fertig in
30 Minuten

Portionen
4 Portionen

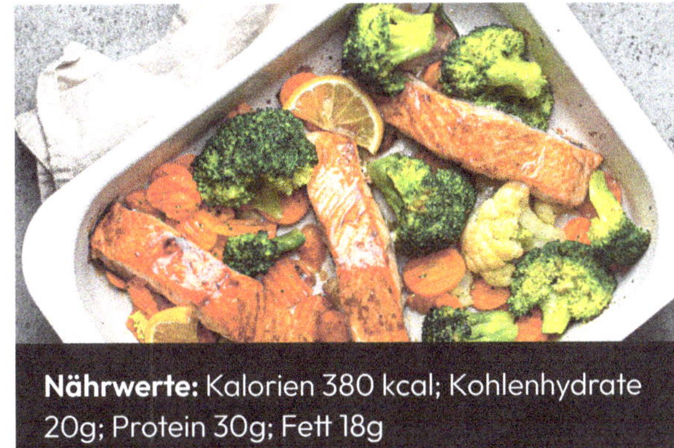

Nährwerte: Kalorien 380 kcal; Kohlenhydrate 20g; Protein 30g; Fett 18g

Zutaten:

- 4 Lachssteaks
- 1 Brokkoli
- Blumenkohl
- 3 Karotten
- Saft von 1 Zitrone
- 2 EL Sojasauce
- 3 EL Olivenöl

Zubereitung:

1. Vorab den Backofen auf 180 Grad Celsius vorheizen und die Lachssteaks vorbereiten.

2. Danach den Brokkoli in Röschen schneiden, Blumenkohl in kleine Stücke zerlegen und die Karotten in Scheiben schneiden.

3. Nun das Gemüse in eine Auflaufform geben, die Lachssteaks darauf platzieren und den Zitronensaft, die Sojasauce und das Olivenöl gleichmäßig über den Lachs und das Gemüse verteilen.

4. Letztlich die Auflaufform in den vorgeheizten Backofen geben und für 20-25 Minuten backen, bis der Lachs durchgegart ist und das Gemüse zart ist. Guten Appetit!

Pasta mit Sardinen

Fertig in
25 Minuten

Portionen
4 Portionen

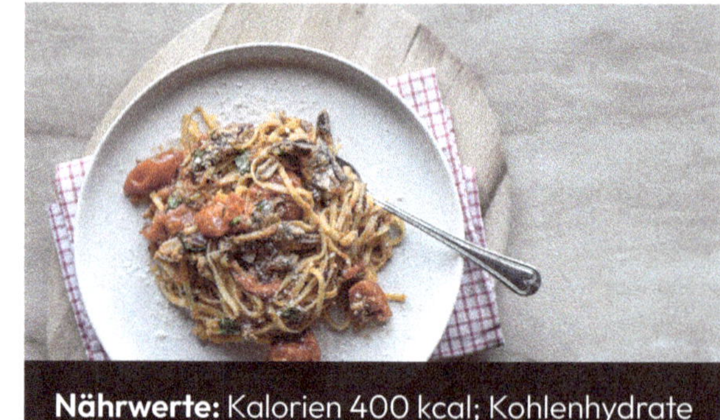

Nährwerte: Kalorien 400 kcal; Kohlenhydrate 35g; Protein 20g; Fett 22g

Zutaten:

- 300 g Vollkornpasta
- 1 Dose Sardinen in Olivenöl
- 4 Tomaten
- Frischer Koriander
- Frische Petersilie
- 3 EL Olivenöl
- 2 Knoblauchzehen
- 2 EL Parmesan

Zubereitung:

1. Anfangs die Vollkornpasta nach Packungsanweisung kochen und abgießen.

2. Währenddessen die Sardinen abtropfen lassen und in kleine Stücke zerteilen und die Tomaten würfeln, frischen Koriander und Petersilie hacken.

3. Als nächstes das Olivenöl in einer Pfanne erhitzen, den Knoblauch darin anbraten, dann die Sardinen, Tomaten, Koriander und Petersilie hinzufügen und kurz anbraten.

4. Zum Schluss die gekochte Vollkornpasta unterheben und alles gut vermengen und mit Parmesan bestreuen und sofort servieren. Guten Appetit!

Gebackene Makrele

Fertig in
40 Minuten

Portionen
4 Portionen

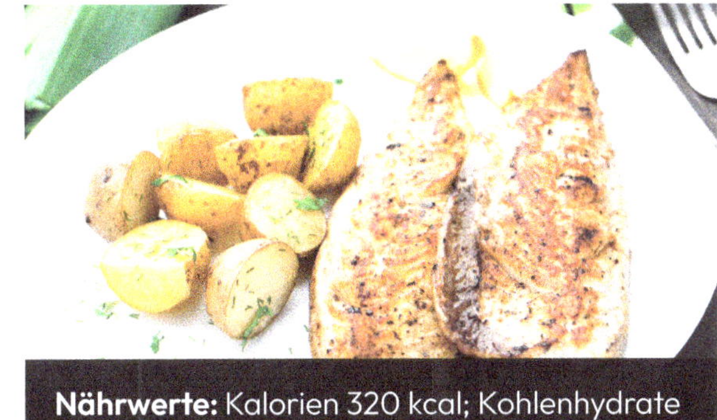

Nährwerte: Kalorien 320 kcal; Kohlenhydrate 30g; Protein 25g; Fett 12g

Zutaten:

- 4 Makrelen
- 6 große Kartoffeln
- 3 EL Olivenöl
- Frische Petersilie
- Frischer Koriander
- Frischer Dill
- Saft von 1 Zitrone

Zubereitung:

1. Als erstes den Backofen auf 200 Grad Celsius vorheizen und die Makrelen vorbereiten.

2. Daraufhin die Kartoffeln schälen und in dünnen Scheiben schneiden und in eine Auflaufform geben, die Makrelen darauf platzieren.

3. Im nächsten Schritt das Olivenöl gleichmäßig über die Makrelen und die Kartoffeln gießen.

4. Jetzt die Auflaufform in den vorgeheizten Backofen geben und für 30-35 Minuten backen, bis die Makrelen durchgegart und die Kartoffeln knusprig sind.

5. Als letztes mit frischer Petersilie, Koriander, Dill und Zitronensaft garnieren und sofort servieren. Guten Appetit!

Vegetarische Mittagsgerichte

Entdecken Sie die Vielfalt fleischloser Mittagsmahlzeiten mit Gerichten. Eine bunte Mischung aus pflanzlichen Proteinen und frischem Gemüse sorgt für einen gesunden Genuss.

Kidneybohnen mit Reis

Fertig in
25 Minuten

Portionen
4 Portionen

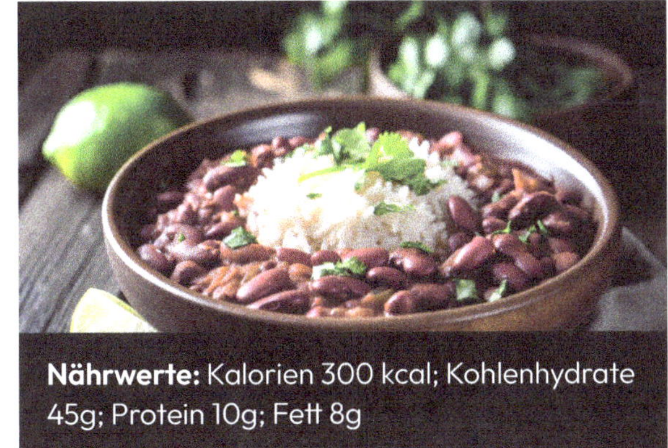

Nährwerte: Kalorien 300 kcal; Kohlenhydrate 45g; Protein 10g; Fett 8g

Zutaten:

- 2 Tassen Kidneybohnen
- 2 Tassen Reis
- 1 Dose gehackte Tomaten
- Frischer Koriander
- 2 Knoblauchzehen
- 3 EL Olivenöl

Zubereitung:

1. Zu Beginn den Reis nach Packungsanweisung kochen und warmhalten und die Kidneybohnen vorbereiten.

2. Folglich die gehackten Tomaten und den frischen Koriander hinzufügen und den Knoblauch fein hacken.

3. Nun das Olivenöl in einer Pfanne erhitzen, den Knoblauch kurz anbraten, dann die Kidneybohnen Mischung hinzufügen und für 5-7 Minuten erwärmen.

4. Abschließend die gekochten Reis auf Teller verteilen, die Kidneybohnen Mischung darauf anrichten und sofort servieren. Guten Appetit!

Mexikanisches Pilaf

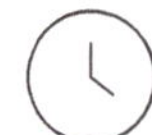

Fertig in
30 Minuten

Portionen
4 Portionen

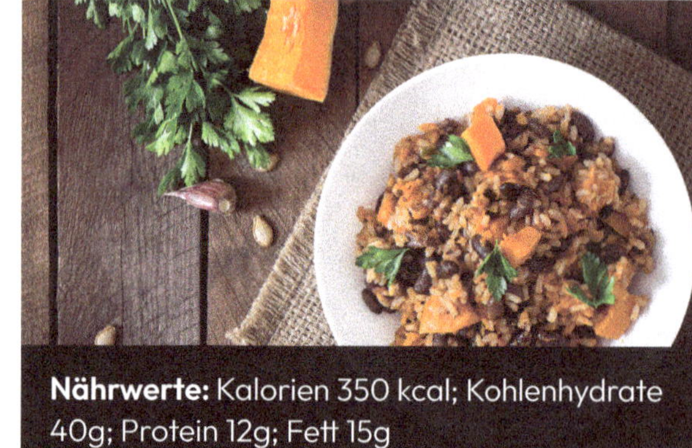

Nährwerte: Kalorien 350 kcal; Kohlenhydrate 40g; Protein 12g; Fett 15g

Zutaten:

- 2 Tassen Reis
- 1 Kürbis
- 1 Tasse Kidneybohnen
- 1 Dose gehackte Tomaten
- Frischer Koriander
- 3 EL Olivenöl

Zubereitung:

1. Vorerst den Reis nach Packungsanweisung kochen und warmhalten und den Kürbis schälen, entkernen und in Würfel schneiden und die Kidneybohnen abtropfen lassen.

2. Folglich das Olivenöl in einer Pfanne erhitzen, den Kürbis kurz anbraten.

3. Dann die Kidneybohnen, gehackten Tomaten und Koriander hinzufügen und für 5-7 Minuten erwärmen.

4. Schließlich den gekochten Reis auf Teller verteilen, die Gemüsemischung darauf anrichten und sofort servieren. Guten Appetit!

Pilzpfanne mit Kräutern

Fertig in
20 Minuten

Portionen
4 Portionen

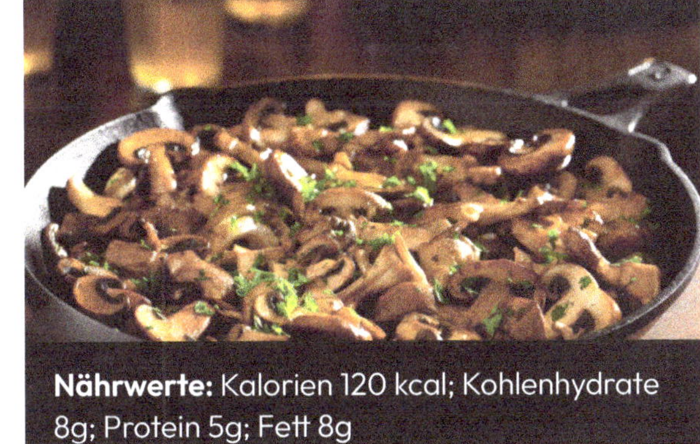

Nährwerte: Kalorien 120 kcal; Kohlenhydrate 8g; Protein 5g; Fett 8g

Zutaten:

- 500 g gemischte Pilze
- 3 EL Olivenöl
- Saft von 1 Zitrone
- Frische Petersilie
- Frischer Koriander
- 2 EL Sojasauce

Zubereitung:

1. Am Anfang die Pilze putzen und das Olivenöl in einer Pfanne erhitzen und die Pilze anbraten, bis sie goldbraun sind.

2. Daraufhin den Zitronensaft, frische Petersilie, frischen Koriander und Sojasauce hinzufügen.

3. Anschließend alles gut vermengen und für weitere 3-5 Minuten braten.

4. Am Ende die Pilzpfanne sofort servieren. Guten Appetit!

Linsen Dal Curry

Fertig in
30 Minuten

Portionen
4 Portionen

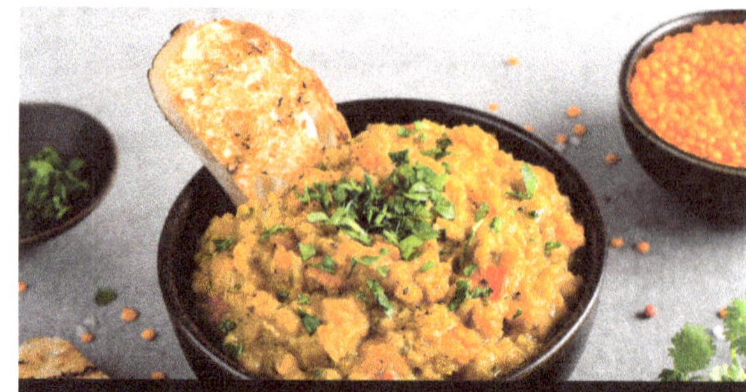

Nährwerte: Kalorien 300 kcal; Kohlenhydrate 40g; Protein 15g; Fett 10g

Zutaten:

- 2 Tassen rote Linsen
- 1 Zwiebel
- 2 Knoblauchzehen
- 1 TL gemahlener Koriander
- 1 TL Kreuzkümmel
- 1 TL Kurkuma
- 1 Dose gehackte Tomaten
- Frischer Koriander (zur Garnierung)
- 3 EL Olivenöl
- Salz, Pfeffer

Zubereitung:

1. Im ersten Schritt die roten Linsen gründlich abspülen und die Zwiebel und Knoblauch fein hacken.

2. Nachfolgend das Olivenöl in einem Topf erhitzen, Zwiebel und Knoblauch darin anbraten und die gemahlenen Gewürze (Koriander, Kreuzkümmel, Kurkuma) hinzufügen und kurz anrösten.

3. Im Anschluss die abgespülten Linsen und gehackten Tomaten hinzufügen, mit Wasser bedecken und für 20-25 Minuten köcheln lassen, bis die Linsen weich sind.

4. Im letzten Schritt mit Salz und Pfeffer abschmecken, mit frischem Koriander garnieren und sofort servieren. Guten Appetit!

Lablabi

Fertig in
40 Minuten

Portionen
4 Portionen

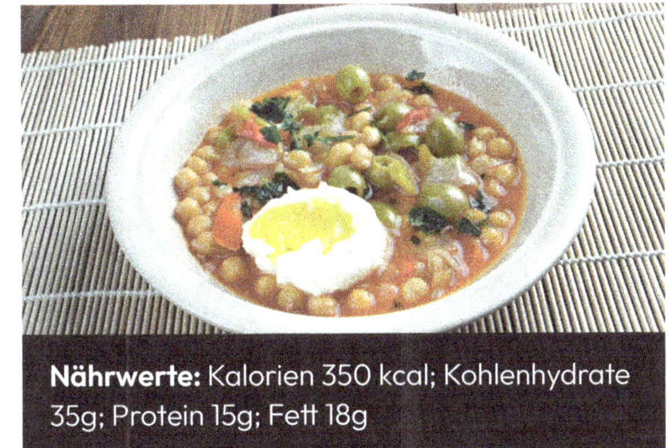

Nährwerte: Kalorien 350 kcal; Kohlenhydrate 35g; Protein 15g; Fett 18g

Zutaten:

- 2 Tassen Kichererbsen
- 1 Zwiebel
- 3 Knoblauchzehen
- 3 EL Olivenöl
- 2 EL Tomatenmark
- 1 Liter Wasser
- 4 Eier
- 1 rote Paprika
- 2 Tomaten
- Frische Petersilie
- 1 Handvoll Oliven
- Salz, Pfeffer

Zubereitung:

1. Zuerst die eingeweichten Kichererbsen in einem Topf mit Wasser kochen, bis sie weich sind und die Zwiebel und Knoblauch fein hacken.

2. Als nächstes das Olivenöl in einem großen Topf erhitzen, Zwiebel und Knoblauch darin anbraten und das Tomatenmark hinzufügen und kurz anrösten.

3. Jetzt die gekochten Kichererbsen, Wasser, Eier, rote Paprika, Tomaten, Oliven und frische Petersilie hinzufügen, alles gut vermengen und für weitere 15-20 Minuten köcheln lassen.

4. Zuletzt mit Salz und Pfeffer abschmecken und sofort servieren. Guten Appetit!

Vollkorntagliatelle mit Spargel

Fertig in
25 Minuten

Portionen
4 Portionen

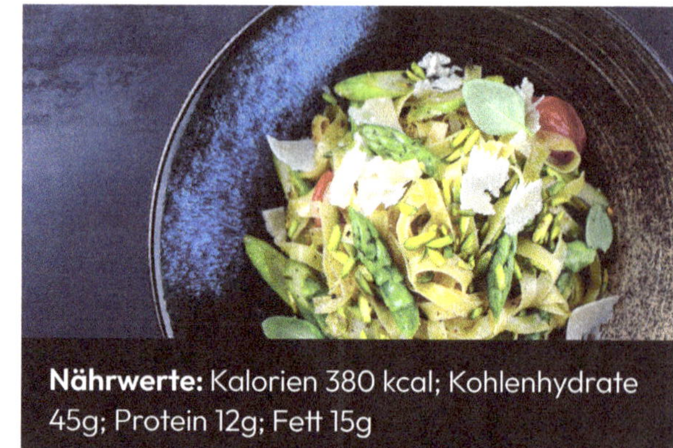

Nährwerte: Kalorien 380 kcal; Kohlenhydrate 45g; Protein 12g; Fett 15g

Zutaten:

- 300 g Vollkorn Tagliatelle
- 1 Bund grüner Spargel
- 2 Tomaten
- 50 g gehackte Pistazien
- 50 g geriebener Parmesan
- Frisches Basilikum
- 3 EL Olivenöl
- Saft von 1 Zitrone
- Salz, Pfeffer

Zubereitung:

1. Vorab die Vollkorn Tagliatelle nach Packungsanweisung kochen und abgießen, den grünen Spargel vorbereiten und in Stücke schneiden und die Tomaten würfeln.

2. Anschließend das Olivenöl in einer Pfanne erhitzen, den Spargel darin anbraten, dann die Tomaten hinzufügen und kurz mitbraten.

3. Dann die gekochten Tagliatelle, gehackte Pistazien, geriebenen Parmesan, frisches Basilikum und Zitronensaft hinzufügen, alles gut vermengen.

4. Letztlich mit Salz und Pfeffer abschmecken und sofort servieren. Guten Appetit!

Auberginen Zucchini Auflauf

Fertig in
40 Minuten

Portionen
4 Portionen

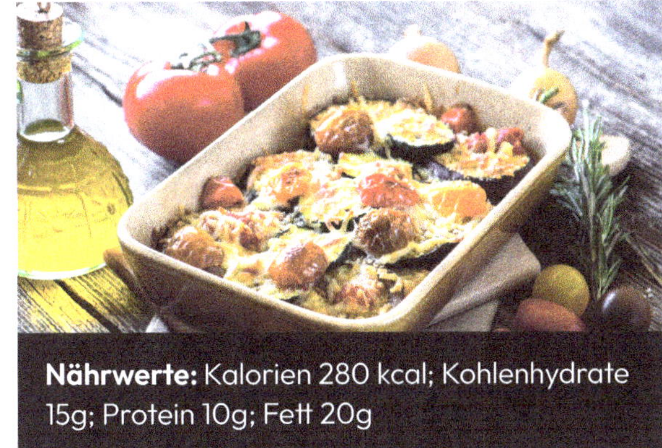

Nährwerte: Kalorien 280 kcal; Kohlenhydrate 15g; Protein 10g; Fett 20g

Zutaten:

- 1 große Aubergine
- 2 Zucchini
- 4 Tomaten
- Einige Zweige Rosmarin
- 1 Zwiebel
- 2 Knoblauchzehen
- 3 EL Olivenöl
- 100 g geriebener fettarmer Käse
- Salz, Pfeffer

Zubereitung:

1. Anfangs die Aubergine und Zucchini in dünne Scheiben schneiden und die Tomaten würfeln, Rosmarinnadeln abzupfen, die Zwiebel und den Knoblauch fein hacken.

2. Als nächstes das Olivenöl in einer Pfanne erhitzen, Zwiebel und Knoblauch darin anbraten und die Auberginen- und Zucchinischeiben hinzufügen und kurz anbraten, bis sie leicht gebräunt sind.

3. Hiernach eine Auflaufform einfetten, abwechselnd Auberginen, Zucchini, Tomaten, Rosmarin und Käse einschichten.

4. Folglich den Auflauf im vorgeheizten Ofen bei 180 Grad Celsius für 25-30 Minuten backen, bis der Käse geschmolzen und leicht gebräunt ist.

5. Zum Schluss mit Salz und Pfeffer abschmecken und sofort servieren. Guten Appetit!

Gefüllte Aubergine mit Bulgur

Fertig in
35 Minuten

Portionen
4 Portionen

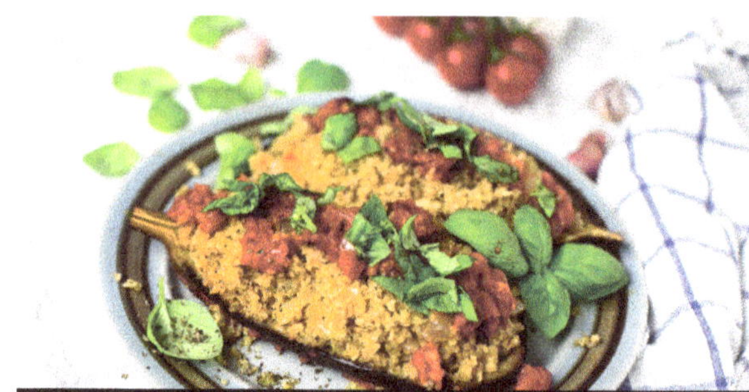

Nährwerte: Kalorien 320 kcal; Kohlenhydrate 30g; Protein 8g; Fett 18g

Zutaten:

- 4 große Auberginen
- 1 Tasse Bulgur
- 1 Zwiebel
- 1 TL Kurkuma
- 3 Tomaten
- Frische Petersilie
- 3 EL Olivenöl
- Frisches Basilikum
- Salz, Pfeffer

Zubereitung:

1. Als erstes die Auberginen halbieren und das Fruchtfleisch vorsichtig herauslösen und den Bulgur nach Packungsanweisung zubereiten.

2. Währenddessen die Zwiebel fein hacken, das Auberginenfruchtfleisch klein schneiden und das Olivenöl in einer Pfanne erhitzen.

3. Nun die Zwiebeln darin anbraten, Auberginenfruchtfleisch hinzufügen und kurz anbraten und den gekochten Bulgur, Kurkuma, gehackte Tomaten und frische Petersilie hinzufügen, gut vermengen.

4. Danach die Auberginenhälften mit der Bulgur-Mischung füllen, in eine Auflaufform legen und im vorgeheizten Ofen bei 200 Grad Celsius für 15-20 Minuten backen.

5. Als letztes mit frischem Basilikum garnieren und sofort servieren. Guten Appetit!

Dinkel Vollkorn Pizza

Fertig in
30 Minuten

Portionen
4 Portionen

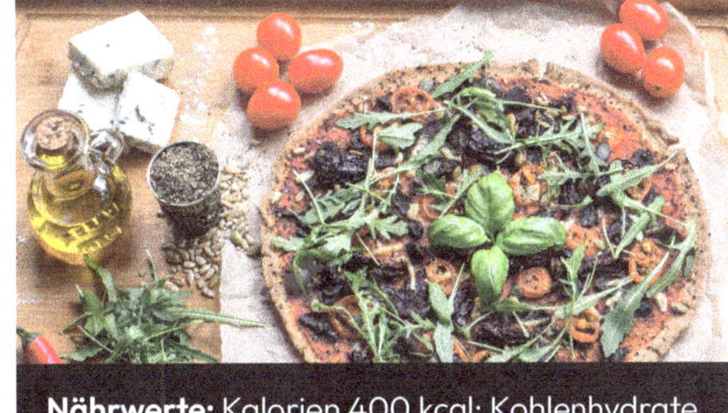

Nährwerte: Kalorien 400 kcal; Kohlenhydrate 45g; Protein 12g; Fett 20g

Zutaten:

- 1 Packung Dinkel Vollkorn Pizzateig
- 1 Tasse Tomatensoße
- Handvoll Rucola
- Frisches Basilikum
- 2 Tomaten
- Handvoll getrocknete Tomaten
- 3 EL Sonnenblumenkerne
- Salz, Pfeffer

Zubereitung:

1. Zu Beginn den Dinkel Vollkorn Pizzateig nach Packungsanweisung ausrollen und die Tomatensoße gleichmäßig auf dem Pizzateig verteilen.

2. Dann die Tomaten in Scheiben schneiden und mit dem Rucola, frischen Basilikum, getrockneten Tomaten und Sonnenblumenkerne auf der Pizza anordnen.

3. Im Anschluss die Pizza im vorgeheizten Ofen bei 200 Grad Celsius für 15-20 Minuten backen, bis der Teig knusprig ist.

4. Abschließend mit Salz und Pfeffer abschmecken und sofort servieren. Guten Appetit!

Spinat Lasagne

Fertig in
45 Minuten

Portionen
4 Portionen

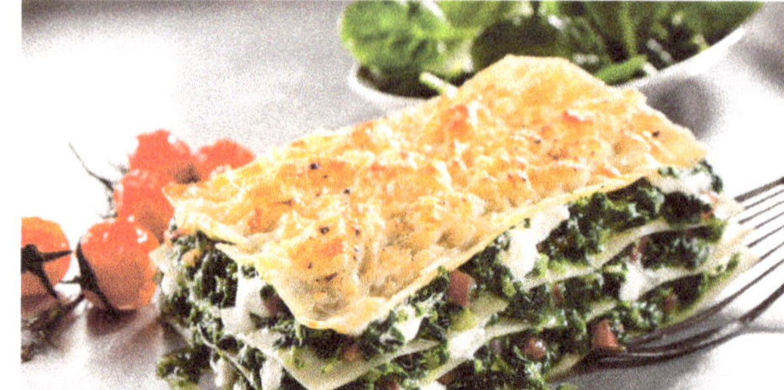

Nährwerte: Kalorien 380 kcal; Kohlenhydrate 35g; Protein 20g; Fett 18g

Zutaten:

- 250 g Vollkorn Lasagneplatten
- 2 Tassen frischer Spinat
- 1 Tasse Frischkäse
- 1 Tasse fettarmer geriebener Käse
- 2 Tomaten
- 3 EL Olivenöl
- Salz, Pfeffer

Zubereitung:

1. Vorerst die Vollkorn Lasagneplatten nach Packungsanweisung kochen und abgießen und den frischen Spinat waschen und grob hacken.

2. Anschließend den Backofen auf 180 Grad Celsius vorheizen und eine Auflaufform einfetten und die Tomaten in Würfel schneiden.

3. Nun eine Schicht Lasagneplatten darauflegen, dann eine Schicht Spinat, Frischkäse, geriebenen Käse und Tomatenwürfel hinzufügen.

4. Dann den Vorgang wiederholen, bis alle Zutaten aufgebraucht sind und das Olivenöl gleichmäßig über die oberste Schicht gießen.

5. Im nächsten Schritt die Lasagne im vorgeheizten Ofen für 25-30 Minuten backen, bis der Käse geschmolzen und leicht gebräunt ist.

6. Schließlich mit Salz und Pfeffer abschmecken und sofort servieren. Guten Appetit!

Chili Beans

Fertig in
40 Minuten

Portionen
4 Portionen

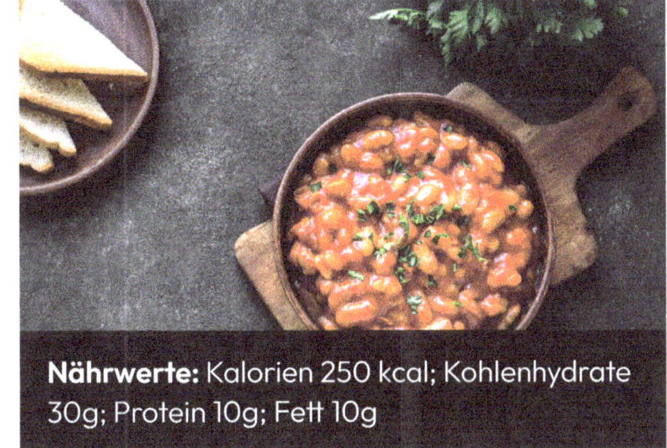

Nährwerte: Kalorien 250 kcal; Kohlenhydrate 30g; Protein 10g; Fett 10g

Zutaten:

- 2 Dosen weiße Bohnen
- 1 Dose gehackte Tomaten
- 3 Knoblauchzehen
- 1 Zwiebel
- Eine Handvoll frische Petersilie
- 3 EL Olivenöl
- Salz, Pfeffer

Zubereitung:

1. Am Anfang die Zwiebeln hacken und den Knoblauch fein hacken.

2. Folglich das Olivenöl in einer Pfanne erhitzen und die Zwiebeln und den Knoblauch darin anbraten, bis sie golden sind.

3. Danach die Dosen mit gehackten Tomaten hinzufügen und alles gut vermengen und die weißen Bohnen abspülen und ebenfalls hinzufügen.

4. Am Ende die Mischung etwa 20 Minuten köcheln lassen, dann mit Salz und Pfeffer abschmecken und mit gehackter Petersilie garnieren und heiß servieren. Guten Appetit!

Pasta mit Tomatensoße

Fertig in
30 Minuten

Portionen
4 Portionen

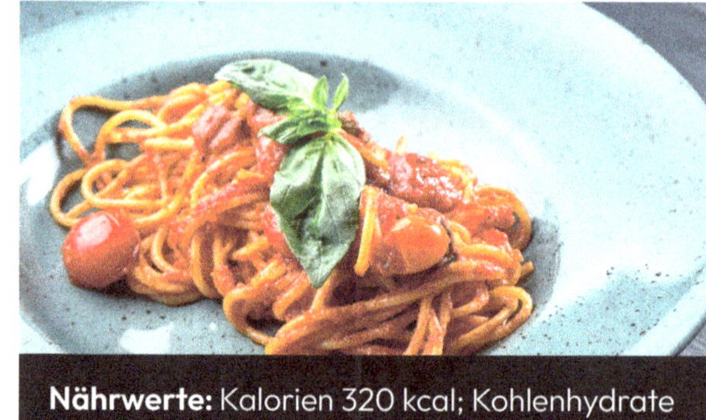

Nährwerte: Kalorien 320 kcal; Kohlenhydrate 40g; Protein 8g; Fett 15g

Zutaten:

- 300 g Vollkornspaghetti
- 1 Dose gehackte Tomaten
- 2 Knoblauchzehen
- Frisches Basilikum
- 3 EL Olivenöl
- Handvoll Kirschtomaten
- Salz, Pfeffer

Zubereitung:

1. Im ersten Schritt die Vollkornspaghetti nach Packungsanweisung kochen und abgießen, die Knoblauchzehen fein hacken und die Tomaten halbieren.

2. Nun das Olivenöl in einer Pfanne erhitzen, den Knoblauch darin anbraten, dann die gehackten Tomaten hinzufügen und für 10-15 Minuten köcheln lassen.

3. Als nächstes das frische Basilikum hinzufügen und mit Salz und Pfeffer abschmecken.

4. Im letzten Schritt die gekochten Spaghetti unter die Tomatensoße mischen, die halbierten Kirschtomaten hinzufügen und alles gut vermengen und sofort servieren. Guten Appetit!

Bulgur Tabbouleh

Fertig in
30 Minuten

Portionen
4 Portionen

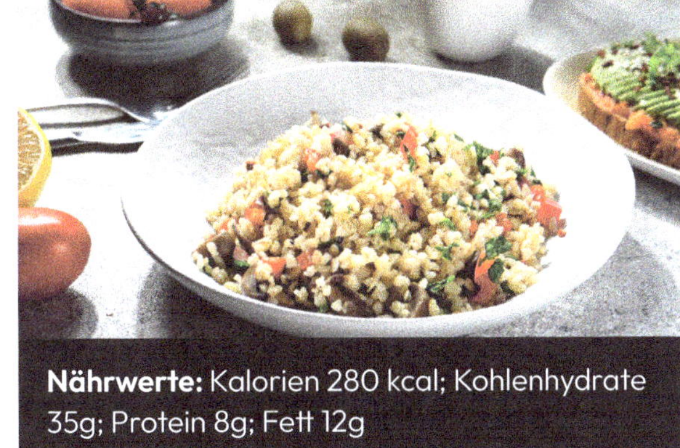

Nährwerte: Kalorien 280 kcal; Kohlenhydrate 35g; Protein 8g; Fett 12g

Zutaten:

- 1 Tasse Bulgur
- 1 rote Paprika
- 1 orange Paprika
- 1 Aubergine
- Frischer Koriander
- Frische Petersilie
- 3 EL Olivenöl
- Salz, Pfeffer

Zubereitung:

1. Zuerst den Bulgur nach Packungsanweisung zubereiten und abkühlen lassen und die rote und orange Paprika würfeln, die Aubergine in kleine Stücke schneiden.

2. Folglich den frischen Koriander und Petersilie fein hacken und das Olivenöl in einer Pfanne erhitzen, die Paprikawürfel und Auberginenstücke darin anbraten, bis sie weich sind.

3. Im nächsten Schritt den abgekühlten Bulgur, gehackten Koriander und Petersilie hinzufügen, alles gut vermengen.

4. Zuletzt mit Salz und Pfeffer abschmecken und sofort servieren. Guten Appetit!

Karotten Risotto

Fertig in
40 Minuten

Portionen
4 Portionen

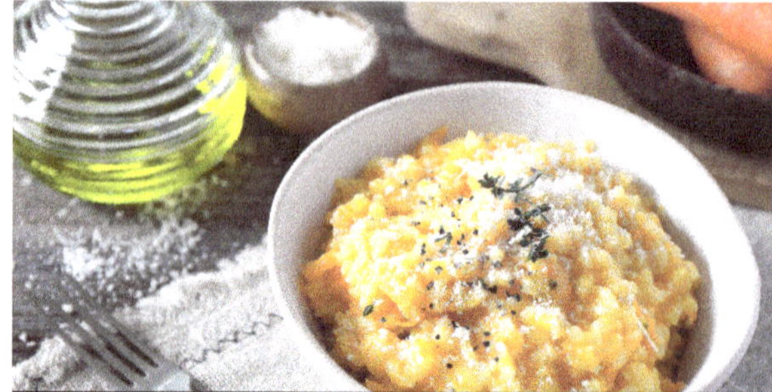

Nährwerte: Kalorien 320 kcal; Kohlenhydrate 40g; Protein 8g; Fett 15g

Zutaten:

- 2 Tassen Arborio-Reis
- 4 Karotten
- 1 Zwiebel
- 3 EL Olivenöl
- 1 Liter Gemüsebrühe
- 50 g geriebener Parmesan
- Salz, Pfeffer

Zubereitung:

1. Vorab die Zwiebel fein hacken und die Karotten schälen und fein reiben.

2. Danach die geriebenen Karotten in einer Pfanne mit Olivenöl anbraten, dann die gehackte Zwiebel hinzufügen und glasig dünsten.

3. Nun den Arborio-Reis hinzufügen und kurz mitrösten und nach und nach die Gemüsebrühe hinzufügen, dabei regelmäßig umrühren, bis der Reis al dente ist.

4. Letztlich den geriebenen Parmesan unterrühren und mit Salz und Pfeffer abschmecken und sofort servieren. Guten Appetit!

Kartoffel Frittata

Fertig in
35 Minuten

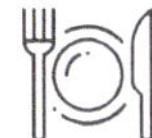

Portionen
4 Portionen

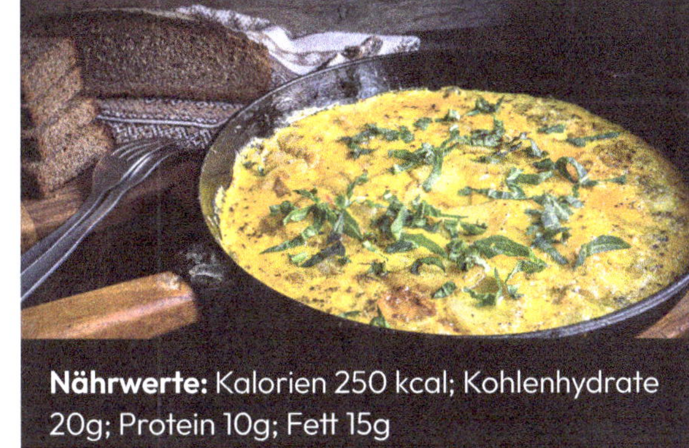

Nährwerte: Kalorien 250 kcal; Kohlenhydrate 20g; Protein 10g; Fett 15g

Zutaten:

- 4 gekochte Kartoffeln
- 6 Eier
- Frische Petersilie
- 3 EL Olivenöl
- Salz, Pfeffer

Zubereitung:

1. Anfangs die gekochten Kartoffeln in Scheiben schneiden und die Eier in einer Schüssel verquirlen, gehackte Petersilie hinzufügen und mit Salz und Pfeffer würzen.

2. Daraufhin das Olivenöl in einer ofenfesten Pfanne erhitzen, die Kartoffelscheiben hinzutügen und kurz anbraten.

3. Jetzt die verquirlten Eier über die Kartoffeln gießen und die Pfanne in den vorgeheizten Ofen bei 180 Grad Celsius für 15-20 Minuten stellen, bis die Frittata gestockt ist.

4. Zum Schluss die Frittata herausnehmen und sofort servieren. Guten Appetit!

Snacks/Beilagen

Wählen Sie sorgfältig aus einer Auswahl an gesunden Snacks und Beilagen. Diese kleinen Leckereien fügen nicht nur Geschmack hinzu, sondern bieten auch zusätzliche Nährstoffe.

Paprika Walnuss Dip

Fertig in
15 Minuten

Portionen
4 Portionen

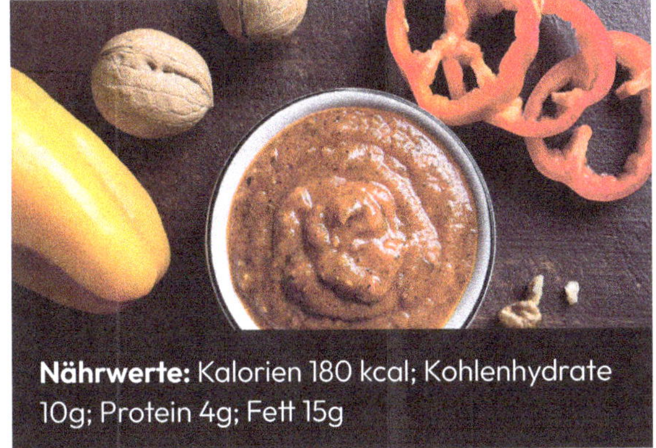

Nährwerte: Kalorien 180 kcal; Kohlenhydrate 10g; Protein 4g; Fett 15g

Zutaten:

- 2 geröstete rote Paprika
- 1 Tasse Walnüsse
- 2 Knoblauchzehen
- Frische Petersilie
- Saft von 1 Zitrone
- 4 EL Olivenöl
- Salz, Pfeffer

Zubereitung:

1. Als erstes die gerösteten roten Paprika würfeln, die Walnüsse grob hacken und die Knoblauchzehen fein hacken.

2. Nun die gewürfelten Paprika, gehackten Walnüsse, gehackten Knoblauch, frische Petersilie, Zitronensaft und Olivenöl in einem Mixer pürieren, bis eine cremige Konsistenz entsteht.

3. Als letztes mit Salz und Pfeffer abschmecken und sofort servieren. Guten Appetit!

Geröstete Artischocke

Fertig in
40 Minuten

Portionen
4 Portionen

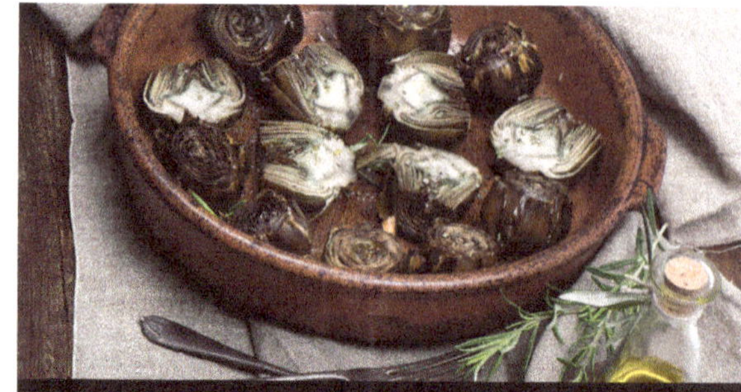

Nährwerte: Kalorien 120 kcal; Kohlenhydrate 15g; Protein 5g; Fett 6g

Zutaten:

- 4 Artischocken
- 3 EL Olivenöl
- Frischer Rosmarin
- Saft von 1 Zitrone
- Salz, Pfeffer

Zubereitung:

1. Zu Beginn die äußeren Blätter der Artischocken entfernen und die Spitzen abschneiden und die Artischocken halbieren.

2. Danach das Olivenöl in einer Pfanne erhitzen, die Artischocken mit der Schnittseite nach unten anbraten, bis sie goldbraun sind.

3. Jetzt den frischen Rosmarin über die Artischocken streuen und die Artischocken mit Zitronensaft beträufeln und im vorgeheizten Ofen bei 200 Grad Celsius für weitere 20-25 Minuten rösten.

4. Abschließend mit Salz und Pfeffer abschmecken und sofort servieren. Guten Appetit!

Erbsen Hummus

Fertig in
20 Minuten

Portionen
4 Portionen

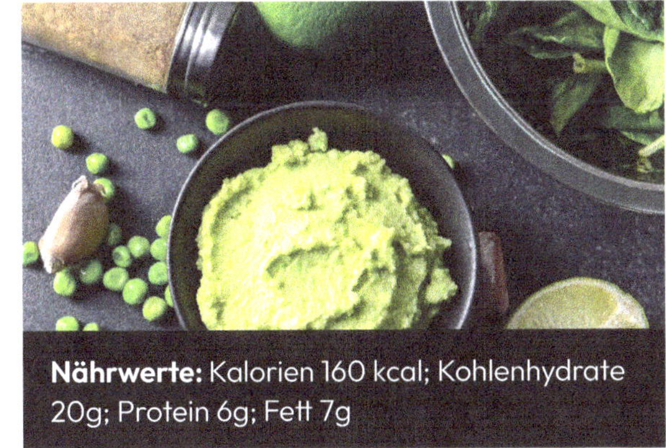

Nährwerte: Kalorien 160 kcal; Kohlenhydrate 20g; Protein 6g; Fett 7g

Zutaten:

- 2 Tassen grüne Erbsen (gefroren oder frisch)
- Saft von 1 Zitrone
- 2 Knoblauchzehen
- 3 El. Olivenöl
- Salz, Pfeffer

Zubereitung:

1. Vorerst die grünen Erbsen kurz kochen oder auftauen lassen und die Knoblauchzehen fein hacken.

2. Im Anschluss die gekochten Erbsen, gehackten Knoblauch, Zitronensaft und Olivenöl in einem Mixer pürieren, bis eine cremige Konsistenz entsteht.

3. Schließlich mit Salz und Pfeffer abschmecken und sofort servieren. Guten Appetit!

Oliven Paprika Feta Spieße

Fertig in
15 Minuten

Portionen
4 Portionen

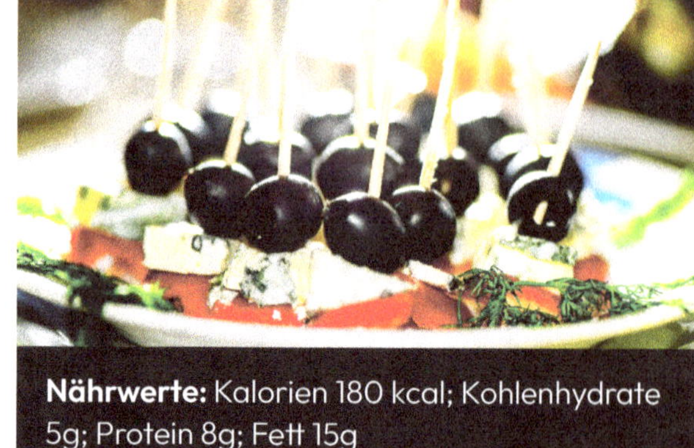

Nährwerte: Kalorien 180 kcal; Kohlenhydrate 5g; Protein 8g; Fett 15g

Zutaten:

- 50 g schwarze Oliven
- 1 rote Paprika
- 1 Feta-Käse
- Holzspieße

Zubereitung:

1. Zuerst die Oliven abtropfen lassen, die Paprika waschen, entkernen und in Würfel schneiden und den Feta ebenfalls würfen.

2. Nachfolgend die Oliven, Paprika und Feta-Würfel abwechselnd auf die Holzspieße stecken.

3. Zuletzt die Spieße auf einer Servierplatte anrichten und sofort servieren. Guten Appetit!

Gebackene Avocado mit Ei

Fertig in
20 Minuten

Portionen
2 Portionen

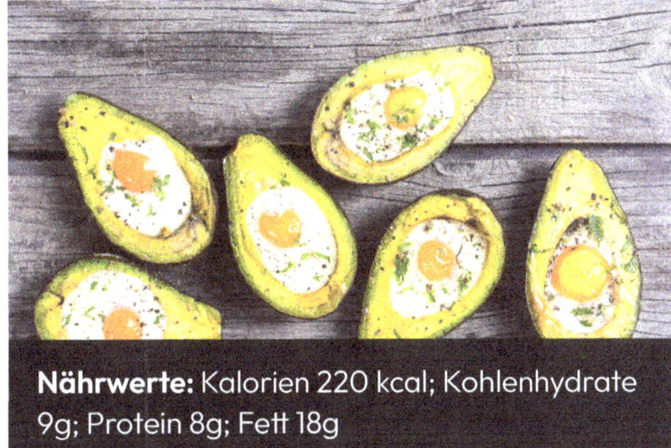

Nährwerte: Kalorien 220 kcal; Kohlenhydrate 9g; Protein 8g; Fett 18g

Zutaten:

- 2 reife Avocados
- 4 Eier
- Frische Petersilie
- Salz, Pfeffer

Zubereitung:

1. Im ersten Schritt die Avocados halbieren und die Kerne entfernen und etwas Fruchtfleisch aus den Avocado Hälften herauslöffeln, sodass Platz für das Ei entsteht.

2. Als nächstes die Avocado Hälften in eine Backform setzen und in jede Avocado Hälfte ein rohes Ei geben.

3. Folglich die Avocados im vorgeheizten Ofen bei 180 Grad Celsius für etwa 15 Minuten backen, bis das Eiweiß gestockt ist.

4. Im letzten Schritt mit frischer Petersilie garnieren und mit Salz und Pfeffer abschmecken und sofort servieren. Guten Appetit!

Geröstete Maronen

Fertig in
30 Minuten

Portionen
4 Portionen

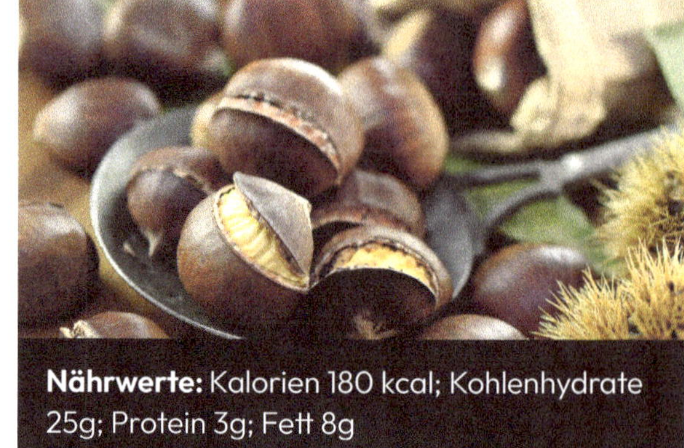

Nährwerte: Kalorien 180 kcal; Kohlenhydrate 25g; Protein 3g; Fett 8g

Zutaten:

- 500 g Maronen
- 2 EL Olivenöl
- Frischer Rosmarin
- Salz, Pfeffer

Zubereitung:

1. Zuerst die Maronen kreuzförmig einschneiden und auf ein Backblech legen.

2. Danach das Olivenöl über die Maronen gießen und mit frischem Rosmarin bestreuen.

3. Im Anschluss im vorgeheizten Ofen bei 200 Grad Celsius für etwa 20-25 Minuten rösten, bis die Maronen weich sind.

4. Zuletzt mit Salz und Pfeffer abschmecken und sofort servieren. Guten Appetit!

Gegrillter Spargel mit Parmesan

Fertig in
15 Minuten

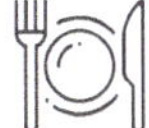

Portionen
4 Portionen

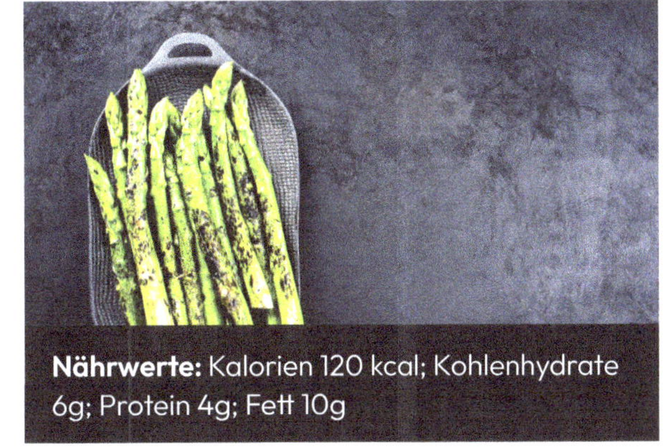

Nährwerte: Kalorien 120 kcal; Kohlenhydrate 6g; Protein 4g; Fett 10g

Zutaten:

- 500 g grüner Spargel
- 3 Knoblauchzehen
- 3 EL Olivenöl
- Saft von 1 Zitrone
- Frisch geriebener Parmesan
- Salz, Pfeffer

Zubereitung:

1. Vorab die holzigen Enden des Spargels abschneiden und den Knoblauch schälen und fein hacken.

2. Hiernach den Spargel in einer Schüssel mit Olivenöl, gehacktem Knoblauch und Zitronensaft marinieren.

3. Dann den marinierten Spargel auf einem heißen Grill oder in einer Grillpfanne für 5-7 Minuten grillen, bis er bissfest ist.

4. Letztlich mit frisch geriebenem Parmesan bestreuen und mit Salz und Pfeffer abschmecken und sofort servieren. Guten Appetit!

Gegrillte Zucchini

Fertig in
20 Minuten

Portionen
4 Portionen

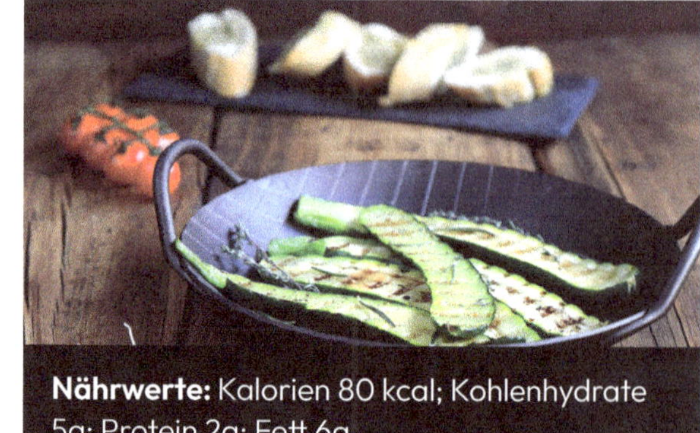

Nährwerte: Kalorien 80 kcal; Kohlenhydrate 5g; Protein 2g; Fett 6g

Zutaten:

- 4 Zucchini
- 3 Zweige frischer Rosmarin
- Olivenöl
- Frischer Thymian
- Saft von 1 Zitrone
- Salz, Pfeffer

Zubereitung:

1. Anfangs die Zucchini der Länge nach in dünne Streifen schneiden.

2. Daraufhin die Zucchinistreifen in einer Schüssel mit Olivenöl, frischen Rosmarinnadeln und Thymianblättern marinieren.

3. Anschließend die marinierten Zucchinistreifen auf dem Grill für 5-7 Minuten grillen, bis sie goldbraun sind.

4. Zum Schluss mit Zitronensaft beträufeln und mit Salz und Pfeffer abschmecken und sofort servieren. Guten Appetit!

Gerösteter Blumenkohl

Fertig in
30 Minuten

Portionen
4 Portionen

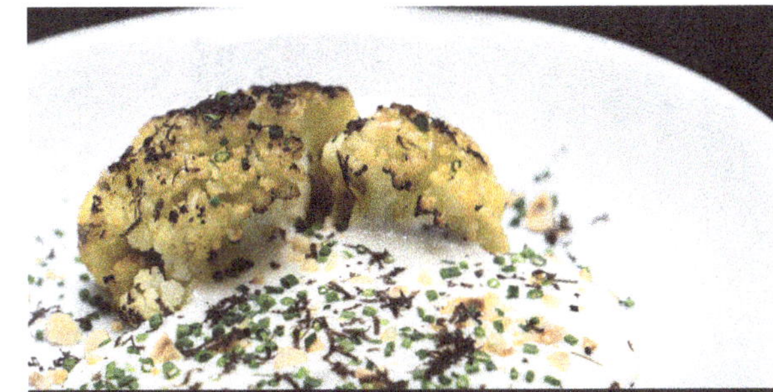

Nährwerte: Kalorien 120 kcal; Kohlenhydrate 8g; Protein 4g; Fett 8g

Zutaten:

- 1 Blumenkohl
- 1 EL gehackte Mandeln
- 1 EL Olivenöl
- 1 EL frischer Schnittlauch
- 1 TL Zitronensaft

Zubereitung:

1. Als erstes den Blumenkohl waschen und in Röschen schneiden.

2. Daraufhin die Röschen auf einem Backblech verteilen, mit Olivenöl beträufeln und bei 200 Grad Celsius etwa 20 Minuten rösten.

3. Als letztes den gerösteten Blumenkohl mit gehackten Mandeln, frischem Schnittlauch und Zitronensaft bestreuen und sofort servieren. Guten Appetit!

Auberginen Dip

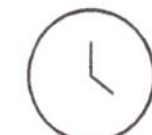

Fertig in
40 Minuten

Portionen
4 Portionen

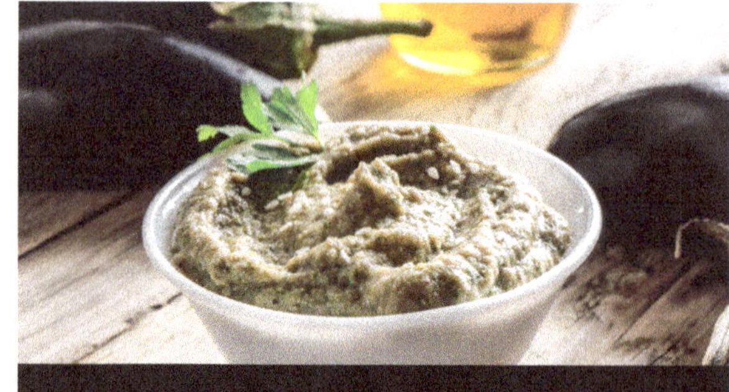

Nährwerte: Kalorien 150 kcal; Kohlenhydrate 10g; Protein 4g; Fett 12g

Zutaten:

- 2 große Auberginen
- 3 EL Olivenöl
- Saft von 1 Zitrone
- 3 Knoblauchzehen
- Salz, Pfeffer

Zubereitung:

1. Zu Beginn die Auberginen der Länge nach halbieren und mit Olivenöl einreiben und den Knoblauch fein hacken.

2. Danach die Auberginen im vorgeheizten Ofen bei 200 Grad Celsius für etwa 30 Minuten backen, bis das Fruchtfleisch weich ist.

3. Folglich das weiche Fruchtfleisch aus den Auberginen löffeln und in eine Schüssel geben.

4. Hiernach den Zitronensaft, gehackten Knoblauch und Olivenöl hinzufügen und alles pürieren, bis eine cremige Konsistenz entsteht.

5. Abschließend mit Salz und Pfeffer abschmecken und vor dem Servieren im Kühlschrank kaltstellen. Guten Appetit!

Desserts

Verwöhnen Sie sich ab und zu mit gesunden Desserts. Diese süßen Genüsse ermöglichen es, den Zuckerkonsum zu begrenzen, während sie dennoch ein befriedigendes Geschmackserlebnis bieten.

Schoko Avocado Mousse

Fertig in
15 Minuten

Portionen
4 Portionen

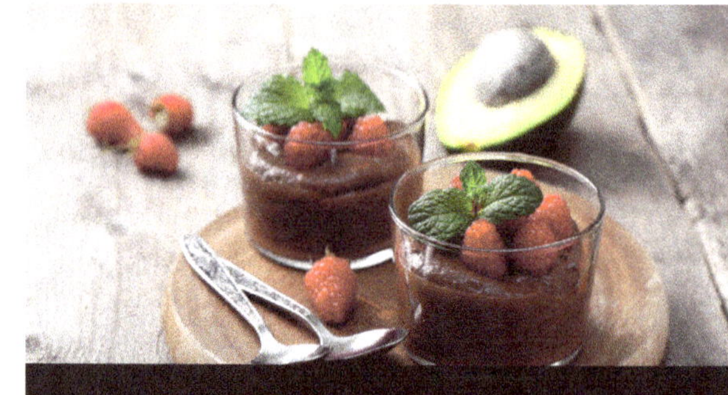

Nährwerte: Kalorien 200 kcal; Kohlenhydrate 15g; Protein 3g; Fett 15g

Zutaten:

- 2 reife Avocados
- 4 EL Kakaopulver (ungesüßt)
- 4 EL Ahornsirup
- 1 TL Vanilleextrakt
- Frische Himbeeren
- Frische Minze

Zubereitung:

1. Vorerst die Avocados halbieren, entkernen und das Fruchtfleisch herauslöffeln.

2. Nachfolgend das Avocado-Fruchtfleisch mit Kakaopulver, Ahornsirup und Vanilleextrakt in einem Mixer pürieren, bis eine cremige Masse entsteht.

3. Schließlich die Schoko Avocado Mousse in Dessertgläser füllen und mit frischen Himbeeren und Minze garnieren und sofort servieren. Guten Appetit!

Beeren Creme

Fertig in
20 Minuten

Portionen
4 Portionen

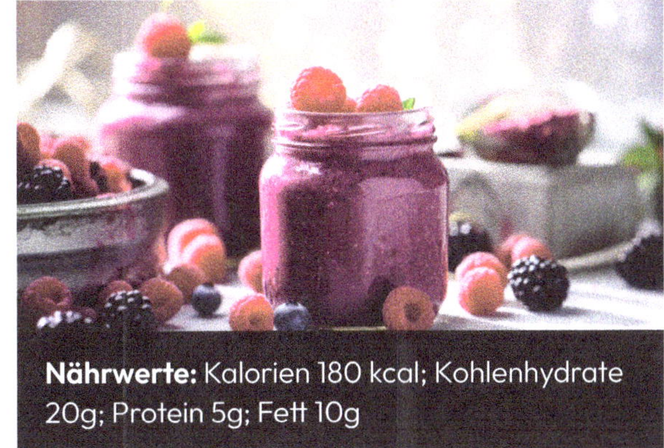

Nährwerte: Kalorien 180 kcal; Kohlenhydrate 20g; Protein 5g; Fett 10g

Zutaten:

- 1 Tasse gemischte Beeren (Himbeeren, Blaubeeren, Brombeeren)
- 2 EL Honig
- 2 EL Wasser
- 1 Tasse Joghurt (fettarm)

Zubereitung:

1. Am Anfang die gemischten Beeren in einem Topf mit Honig und Wasser erhitzen und für 5 Minuten köcheln lassen, bis die Beeren weich sind.

2. Im nächsten Schritt die gekochten Beeren abkühlen lassen und mit dem Joghurt in Gläser füllen.

3. Am Ende sofort servieren oder im Kühlschrank kaltstellen. Guten Appetit!

Joghurt mit Beeren

Fertig in
10 Minuten

Portionen
2 Portionen

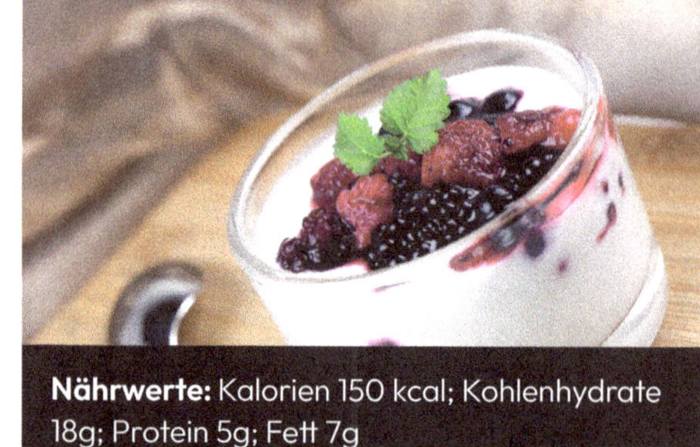

Nährwerte: Kalorien 150 kcal; Kohlenhydrate 18g; Protein 5g; Fett 7g

Zutaten:

- 1 Tasse Brombeeren
- 1 Tasse Himbeeren
- Saft von 1 Zitrone
- 2 EL Honig
- Frische Minze
- 1 Tasse Joghurt (fettarm)

Zubereitung:

1. Im ersten Schritt die Brombeeren und Himbeeren in eine Schüssel geben.

2. Als nächstes den Zitronensaft und Honig hinzufügen, alles vorsichtig vermengen und kurz ziehen lassen.

3. Hiernach den fettarmen Joghurt in Schalen füllen und die Beerenmischung darauf geben.

4. Im letzten Schritt mit frischer Minze garnieren und sofort servieren. Guten Appetit!

Kiwi Schichtjoghurt

Fertig in
15 Minuten

Portionen
2 Portionen

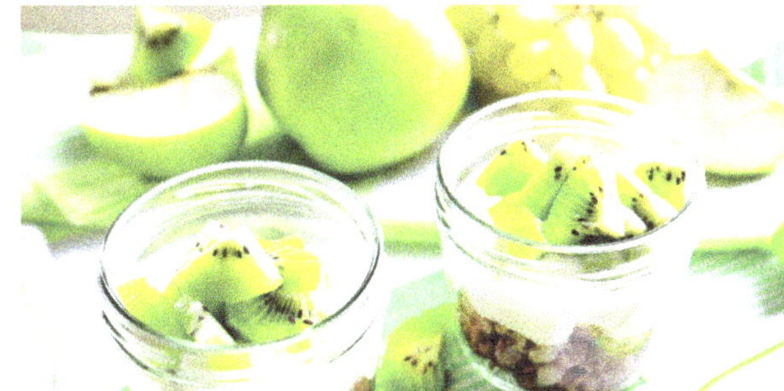

Nährwerte: Kalorien 250 kcal; Kohlenhydrate 30g; Protein 5g; Fett 12g

Zutaten:

- 2 Kiwis
- 1 Tasse Joghurt (fettarm)
- 4 EL Granola
- Honig
- Saft von 1 Zitrone

Zubereitung:

1. Zuerst den fettarmen Joghurt in Gläser füllen und die Kiwis schälen und klein schneiden.

2. Anschließend die Kiwi darauf schichten und mit Granola bestreuen.

3. Zuletzt mit Honig beträufeln und mit Zitronensaft beträufeln und sofort servieren. Guten Appetit!

Mandel Cookies

Fertig in
30 Minuten

Portionen
12 Cookies

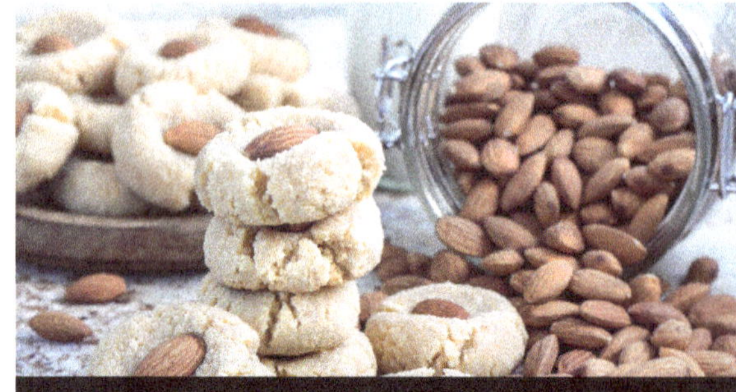

Nährwerte: Kalorien 120 kcal; Kohlenhydrate 8g; Protein 4g; Fett 9g

Zutaten:

- 2 Tassen Mandelmehl
- ¼ Tasse Ahornsirup
- 1 Ei
- 1 TL Vanilleextrakt
- Eine Prise Salz
- Mandelblättchen zum Garnieren

Zubereitung:

1. Vorab den Ofen auf 180 Grad Celsius vorheizen und ein Backblech mit Backpapier auslegen.

2. Hiernach das Mandelmehl, Ahornsirup, Ei, Vanilleextrakt und eine Prise Salz in einer Schüssel vermengen, bis ein Teig entsteht.

3. Als nächstes aus dem Teig kleine Kugeln formen und auf das vorbereitete Backblech legen und mit Mandelblättchen garnieren.

4. Im nächsten Schritt im vorgeheizten Ofen etwa 12-15 Minuten backen, bis die Ränder goldbraun sind.

5. Letztlich die Cookies abkühlen lassen und dann servieren. Guten Appetit!

Zwetschgen Kompott

Fertig in
30 Minuten

Portionen
4 Portionen

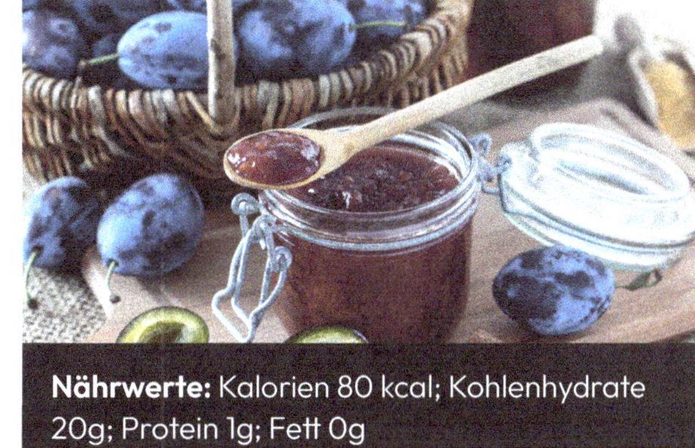

Nährwerte: Kalorien 80 kcal; Kohlenhydrate 20g; Protein 1g; Fett 0g

Zutaten:

- 500 g Zwetschgen
- 2 EL Honig
- 1 Zimtstange
- Saft von 1 Zitrone
- ½ Tasse Wasser

Zubereitung:

1. Anfangs die Zwetschgen halbieren, entsteinen und in einen Topf geben.

2. Folglich den Honig, Zimtstange, Zitronensaft und Wasser hinzufügen und gut umrühren.

3. Im Anschluss das Kompott bei mittlerer Hitze etwa 20-25 Minuten köcheln lassen, bis die Zwetschgen weich sind.

4. Zum Schluss die Zimtstange entfernen und das Kompott abkühlen lassen, dann in Gläser füllen und servieren. Guten Appetit!

Obstsalat

Fertig in
15 Minuten

Portionen
4 Portionen

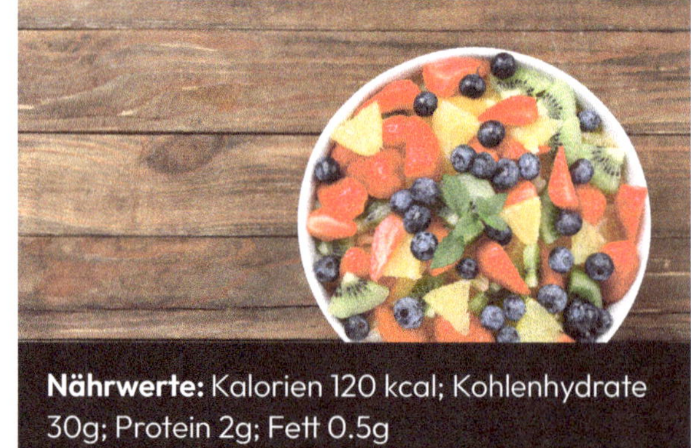

Nährwerte: Kalorien 120 kcal; Kohlenhydrate 30g; Protein 2g; Fett 0.5g

Zutaten:

- 2 Kiwis
- Eine Handvoll Erdbeeren
- Eine Handvoll Blaubeeren
- 4 Clementinen
- 1 EL Zitronensaft
- 1 TL Honig
- Frische Minze zum Garnieren

Zubereitung:

1. Als erstes die Kiwis und die Clementinen schälen und in Würfel schneiden und die Beeren waschen und die Erdbeeren halbieren.

2. Als nächstes die Kiwi, Erdbeeren, Blaubeeren und Clementinen Segmente in einer Schüssel vermengen.

3. Im nächsten Schritt mit Zitronensaft beträufeln und mit dem Honig süßen.

4. Als letztes den Obstsalat mit frischer Minze garnieren und sofort servieren. Guten Appetit!

Apfel Kiwi Sorbet

Fertig in
4 Stunden
(einschließlich Gefrierzeit)

Portionen
4 Portionen

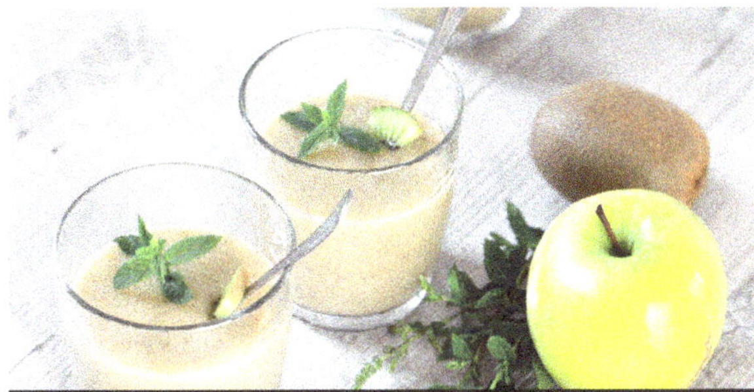

Nährwerte: Kalorien 80 kcal; Kohlenhydrate 20g; Protein 1g; Fett 0g

Zutaten:

- 2 Äpfel
- 4 Kiwis
- Saft von 2 Zitronen
- 2 EL Honig
- Frische Minze zum Garnieren

Zubereitung:

1. Zu Beginn die Äpfel und Kiwis schälen, entkernen, würfeln und in einen Mixer geben.

2. Daraufhin den Zitronensaft und Honig hinzufügen und alles zu einem glatten Sorbet pürieren.

3. Hiernach die Sorbet Masse in eine flache gefrierfeste Form geben und für mindestens 4 Stunden einfrieren.

4. Abschließend vor dem Servieren das Sorbet mit einem Löffel portionieren und mit frischer Minze garnieren. Guten Appetit!

Pfirsich Chia Pudding

Fertig in
4 Stunden
(einschließlich Kühlzeit)

Portionen
2 Portionen

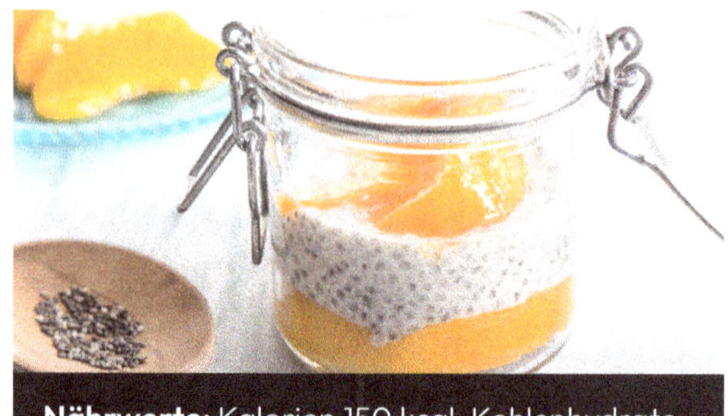

Nährwerte: Kalorien 150 kcal; Kohlenhydrate 20g; Protein 5g; Fett 5g

Zutaten:

- 1 Tasse Mandelmilch
- ¼ Tasse Chiasamen
- 2 reife Pfirsiche
- 1 EL Honig
- 1 TL Vanilleextrakt

Zubereitung:

1. Vorerst den Pfirsich entkernen und würfeln und die Mandelmilch, Chiasamen, gewürfelten Pfirsich, Honig und Vanilleextrakt in einer Schüssel vermengen.

2. Anschließend die Mischung gut umrühren und für mindestens 4 Stunden oder über Nacht im Kühlschrank quellen lassen.

3. Schließlich vor dem Servieren den Chia Pudding gut umrühren und mit frischen Pfirsichstücken garnieren. Guten Appetit!

Nektarinen Quark

Fertig in
10 Minuten

Portionen
2 Portionen

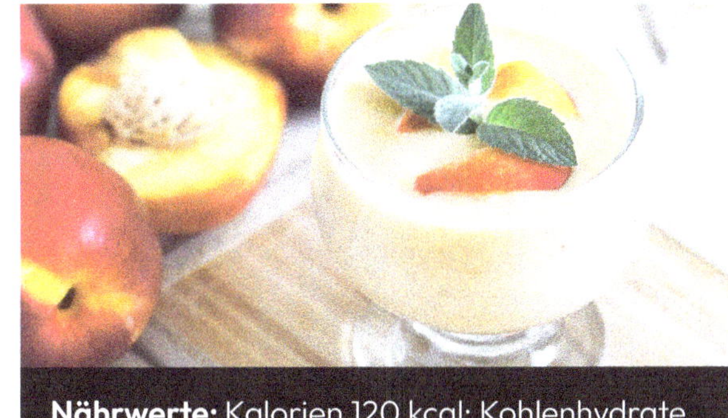

Nährwerte: Kalorien 120 kcal; Kohlenhydrate 15g; Protein 10g; Fett 2g

Zutaten:

- 1 Tasse Magerquark
- ½ Tasse fettarmer Joghurt
- 1 EL Honig
- Saft von 1 Zitrone
- Frische Minze Blätter
- 2 Nektarinen

Zubereitung:

1. Am Anfang die Nektarine entsteinen und in Spalten schneiden und einige beiseitelegen.

2. Nachfolgend den Magerquark, fettarmen Joghurt, Honig die restlichen Nektarinen Spalten und Zitronensaft in einem Mixer pürieren.

3. Anschließend die Mischung gleichmäßig auf zwei Schalen aufteilen.

4. Am Ende mit der restlichen Nektarine garnieren und mit frischen Minzblättern verzieren und sofort servieren. Guten Appetit!

14 Tage Ernährungsplan

Tag 1

Morgens: Hüttenkäse Frühstück —

Mittags: Linsen Dal Curry —

Abends: Chicorée Suppe —

Tag 2

Morgens: Zucchini Rührei —

Mittags: Putengeschnetzeltes auf Tomatenreis —

Abends: Erbsen Hummus —

Tag 3

Morgens: Mandarinen Karotten Smoothie —

Mittags: Spinat Lasagne —

Abends: Bunter Kichererbsen Salat —

Tag 4

Morgens: Pfirsich Frischkäse Vollkornbrot —

Mittags: Gegrillte Brasse auf Bulgur —

Abends: Hähnchen Thai Curry —

Tag 5

Tag 6

Tag 7

Tag 8

Tag 9

Tag 10

Tag 11

Tag 12

Tag 13

Tag 14

Schlussworte

Mit diesen zahlreichen und leckeren Rezepten wird Ihnen die Heilung und Verbesserung der Fettleber sehr viel leichter fallen. Sie werden schon zeitnah eine Besserung der Krankheit empfinden können.

Es kann sein, dass die Umstellung der Ernährung zu Anfang schwerfallen wird, dennoch wird die Verbesserung schnell eintreffen, da die Beschwerden nachlassen werden.

Ich hoffe sehr, dass ich Ihnen anhand der Rezepte bei dem Erreichen Ihres Zieles unterstützen kann, damit Sie so schnell wie möglich Ihr gewohntes Leben wieder leben können.

Viele Grüße und alles Gute

Vielen Dank für den Kauf dieses Buchs! Wir hoffen, dass Sie mit unserem Produkt zufrieden sind. Kundenzufriedenheit ist uns extrem wichtig, und wir freuen uns, wenn Sie uns Ihre Eindrücke und Feedback mitteilen könnten. Es wäre toll, wenn Sie sich kurz die Zeit nehmen könnten, eine Bewertung bei Amazon zu schreiben. Denn dann helfen Sie auch anderen Kunden bei der Auswahl. Bei Fragen zum Buch, weiteren Anliegen und natürlich auch Kritik stehen wir Ihnen selbstverständlich gerne zur Verfügung! Schreiben Sie uns am besten eine E-Mail oder rufen Sie uns an.

Haftungsausschluss

Die Umsetzung aller enthaltenen Informationen, Anleitungen und Strategien dieses Werkes erfolgt auf eigenes Risiko. Für etwaige Schäden jeglicher Art kann der Autor aus keinem Rechtsgrund eine Haftung übernehmen. Für Schäden materieller oder ideeller Art, die durch die Nutzung oder Nichtnutzung der Informationen bzw. durch die Nutzung fehlerhafter und/oder unvollständiger Informationen verursacht wurden, sind Haftungsansprüche gegen den Autor grundsätzlich ausgeschlossen. Ausgeschlossen sind daher auch jegliche Rechts- und Schadensersatzansprüche. Dieses Werk wurde mit größter Sorgfalt nach bestem Wissen und Gewissen erarbeitet und niedergeschrieben. Für die Aktualität, Vollständigkeit und Qualität der Informationen übernimmt der Autor jedoch keinerlei Gewähr. Auch können Druckfehler und Falschinformationen nicht vollständig ausgeschlossen werden. Für fehlerhafte Angaben vom Autor kann keine juristische Verantwortung sowie Haftung in irgendeiner Form übernommen werden.

Urheberrecht

Alle Inhalte dieses Werkes sowie Informationen, Strategien und Tipps sind urheberrechtlich geschützt. Alle Rechte sind vorbehalten. Jeglicher Nachdruck oder jegliche Reproduktion – auch nur auszugsweise – in irgendeiner Form wie Fotokopie oder ähnlichen Verfahren, Einspeicherung, Verarbeitung, Vervielfältigung und Verbreitung mit Hilfe von elektronischen Systemen jeglicher Art (gesamt oder nur auszugsweise) ist ohne ausdrückliche schriftliche Genehmigung des Autors strengstens untersagt. Alle Übersetzungsrechte vorbehalten. Die Inhalte dürfen keinesfalls veröffentlicht werden. Bei Missachtung behält sich der Autor rechtliche Schritte vor.

Herausgegeben durch:

XASTY

Inh. Dr. Tobias Schulze

Graudenzer Str. 21-23

25746 Heide

Deutschland

Telefon: 0481 64062837

E-Mail: info@xasty.de

www.ingramcontent.com/pod-product-compliance
Lightning Source LLC
Chambersburg PA
CBHW070848260726
48661CB00004B/1295